Association Internationale de Thalassothérapie

L'HÉLIOTHÉRAPIE

SUR LE

LITTORAL MÉDITERRANÉEN FRANÇAIS

PAR LE

Docteur MAURICE FAURE
(de Nice)

Ancien Interne et Chef de Laboratoire des Hôpitaux de Paris
Secrétaire de la Société de Médecine du Littoral Méditerranéen

PARIS
IMPRIMERIE LEVÉ
17, RUE CASSETTE, 17

1919

Association Internationale de Thalassothérapie

L'HÉLIOTHÉRAPIE

SUR LE

LITTORAL MÉDITERRANÉEN FRANÇAIS

PAR LE

Docteur MAURICE FAURE

(de Nice)

Ancien Interne et Chef de Laboratoire des Hôpitaux de Paris

Secrétaire de la Société de Médecine du Littoral Méditerranéen

PARIS

IMPRIMERIE LEVÉ

17, RUE CASSETTE, 17

—

1919

L'Héliothérapie

sur le

Littoral Méditerranéen français

Par le Dr Maurice FAURE (de Nice).

Ancien Interne et Chef de Laboratoire des Hôpitaux de Paris
Secrétaire de la Société de Médecine du Littoral méditerranéen

INTRODUCTION

A l'occasion de la Réunion de l'Association Internationale de Thalassothérapie (Cannes, avril 1914), qui a mis à l'ordre du jour de son Congrès la question de l'Héliothérapie marine, la Société médicale du Littoral méditerranéen a souhaité de voir exposer, en un seul ouvrage, les éléments essentiels et le dernier état des travaux sur ce sujet, qui ont été effectués, de temps immémorial, dans cette région, et qui le sont encore, de nos jours, avec plus d'activité sans doute qu'à aucune autre époque.

Ce faisant, la Société médicale du Littoral a pensé, tout d'abord, apporter au Congrès une collaboration utile, car ce n'est pas sans raison que l'Association internationale de Thalassothérapie a posé la question de l'Héliothérapie marine au Congrès de 1914, et à l'occasion d'une réunion sur le Littoral. Si, de tout temps, la cure de soleil et le séjour dans cette partie des rives méditerranéennes, qui s'étend de Hyères à Menton, sur une longueur d'environ 200 kilomètres, ont été associés, dans l'opinion des médecins et du public, c'est parce qu'il existe, en ce lieu, des conditions climatiques exceptionnellement favorables pour pratiquer cette cure, et que l'expérience acquise, les habitudes résultant d'un passé séculaire, y ont créé une disposition d'esprit peut-être unique, avec, autour d'elle, un champ d'action d'une merveilleuse fertilité. Aussi la richesse de la documentation, l'ambiance favorable, la vivacité des idées, le nombre et la variété des travaux en cours d'exécution, toute cette matière première d'un Congrès était là, à pied d'œuvre, et pouvait être utilisée sans efforts : elle devait permettre à ce Congrès d'atteindre facilement à un succès considérable, et ce succès a dépassé, en effet, toutes les espérances.

Et si l'on a songé à l'utilisation de ces ressources permanentes, en ce moment, plutôt qu'à d'autres où elle n'aurait pas été moins aisée, c'est que, par une aberration dont l'esprit public français donne bien d'autres exemples, il semble vraiment, à certains, depuis quelques années, que l'Héliothérapie vient de naître, et qu'elle n'a appris notre langue qu'après avoir parlé des langues étrangères ! De même, en 1913, des médecins parisiens apprirent, en suédois, l'Education physique, et furent surpris, le jour où ils convoquèrent en Congrès, tous ceux qui s'intéressaient à cette éducation, d'y voir apparaître, et dominer sans effort, les héritiers légitimes d'une lignée française, ininterrompue durant plusieurs siècles, et assez riche en noms glorieux et en œuvres fructueuses, pour que les créateurs mêmes de la gymnastique suédoise ne comptent plus que comme des élèves distingués de notre enseignement (1).

La Société médicale du Littoral a donc pensé répondre à l'appel de l'Association internationale de Thalassothé-

(1) Voir Compte rendu du Congrès international d'Education physique (Paris, Avril 1913), *Gazette des Hôpitaux*, nos 32, 36, 38, année 1913, et DEMENY, L'Ecole française de l'Education physique, Librairie Fournier, 264, boulevard St-Germain, Paris, 1909, 1 vol.

rapie, en réunissant, dans un petit volume facile à consulter, toutes les preuves de l'activité passée et présente du Littoral, dans l'étude de ces questions. Ces preuves existaient, mais elles étaient éparses, et les médecins, pour la plupart, n'avaient point le loisir de les rechercher. Aussi quelques récentes publications semblaient-elles découvrir des faits qu'il eût été facile de connaître plus tôt, si l'on avait bien voulu puiser à nos sources. Mais il est naturel de penser que ce que l'on ignore n'est connu de personne. *L'homme est un enfant né à minuit*, dit un proverbe chinois vieux de quarante siècles : *quand il voit lever le soleil, il croit qu'hier n'a jamais existé.*

La lecture de l'exposé que la Société de Médecine du Littoral a chargé son Secrétaire de rédiger, aura pour objet d'éviter, à ceux qui voudront bien le consulter, cette erreur explicable, et de rendre à César ce qui appartient à César. Il est loisible, d'ailleurs, à d'autres régions d'en faire autant, si elles en ont les moyens. Rien ne serait plus commode pour le chercheur que de trouver ainsi réunie, en un seul volume, toute la documentation relative à une question spécialement étudiée dans une région déterminée. Bien loin de prétendre à un monopole, la Société médicale du Littoral veut simplement que l'on rende justice à ses anciens, et que l'on connaisse ce que l'on fait aujourd'hui chez elle et autour d'elle. Elle sera heureuse que son exemple soit suivi ailleurs, pour la même question et pour d'autres.

L'accueil fait à ce travail par le Comité d'organisation du Congrès, a été excellent, et la Société en a exprimé ses chaleureux remerciements à MM. Albert Robin, Président; Georges Baudouin, Secrétaire général du Comité international; Guiter, Président du Comité régional. Tous les auteurs ont rivalisé d'entrain et de bonne volonté pour fournir au rédacteur la documentation qui lui était nécessaire, et il leur en exprime ici sa gratitude. Si cependant, il a fait quelques oublis, il prie qu'on l'en excuse, en raison de l'extrême richesse de la moisson, et il s'empressera de les réparer à l'avenir, si l'on veut bien les lui signaler. Il sera heureux si, dans un ensemble aussi touffu, malgré une forme condensée et de trop rapides aperçus, il a pu conserver, néanmoins, un peu de l'intérêt des travaux, nombreux et remarquables, dont il a dû rendre compte, et qu'il aurait voulu pouvoir mieux traduire. S'il inspire au lecteur le désir de les lire pour s'instruire mieux, et s'il lui donne la possibilité de les retrouver facilement, le but qu'il s'est proposé sera atteint.

Le Secrétaire de la Société Médicale
du Littoral Méditerranéen,

MAURICE FAURE.

Nice, avril 1914.

CHAPITRE Ier

HISTORIQUE

§ I. — PÉRIODE ANCIENNE (1)

L'Héliothérapie dans l'antiquité ne diffère pas de l'Héliothérapie moderne, par le choix des malades auxquels elle était appliquée, non plus que par l'intention ni par le mode opératoire : elle en diffère seulement par les connaissances physiques et cliniques, qui nous permettent aujourd'hui d'apprécier, de mesurer, de doser le rayon solaire, de l'adapter à un plus grand nombre de cas, d'une manière précise et variée pour chacun d'eux, avec une plus grande connaissance et une interprétation plus juste de ses effets.

Toutes les civilisations méditerranéennes, dont la nôtre est issue, ont attribué une vertu prophylactique et thérapeutique aux rayons solaires, et, généralement, les mêmes divinités y personnifient le soleil et la médecine. Ra, le dieu solaire de l'Égypte, est le père de la vie terrestre, et sa femme Goula, qui ressuscite les morts, est la patronne des médecins. — Les dieux solaires de Babylone et d'Assyrie créent les hommes, font mûrir les moissons pour les nourrir, et les protègent de la peste et des autres maladies contagieuses : la lumière solaire crée la joie et la santé. — Baal, dieu suprême de la Phénicie, a pour attributs le soleil et les organes de la génération. Il est créateur et guérisseur. — Apollon, le Phoïbos des Grecs, personnifie le soleil et, par son union clandestine

---

(1) Voir principalement : Mac-Auliffe. — La thérapeutique physique d'autrefois. Masson, éd., Paris, 1904.

Maloat. — La cure solaire de la tuberculose pulmonaire chronique. 1 vol., Baillière, éd., Paris, 1911.

Montreuuis. — L'Héliothérapie ou les bains d'air et de lumière dans la pratique journalière. Maloine, éd., de Montpellier, Paris, 1907.

Aimes. — L'Héliothérapie, Thèse 1913. Maloine, éd., Paris.

avec la fille du Lapithe FLEYGAS, donne naissance à ESCULAPE, père de la médecine. De la mythologie grecque, APOLLON a pénétré, avec les mêmes attributs, dans la mythologie romaine et, de là, dans celle des barbares conquis. « N'est-il pas remarquable que, parmi le nombre « considérable des dieux qui régnaient dans les pan« théons antiques, ce fut, en tout lieu, le dieu soleil à qui « l'on attribua la puissance de guérir les maladies? On « ne saurait admettre que le hasard seul ait conduit tous « les peuples vers le même choix : les hommes primitifs « avaient remarqué, avant nous, que la lumière et la cha« leur du soleil avaient une influence salutaire sur leur « santé. Ils ignoraient assurément la valeur de ses rayons, « que la science moderne nous enseigne, et, ne pouvant « trouver une explication raisonnable de son action, ils « firent un dieu du soleil (1). »

Dans la médecine antique, ces croyances populaires se précisèrent. Les Egyptiens, les Assyriens et les Grecs possédaient des lieux appelés « Arenaria » ou « Heliosis », où l'on s'exposait au soleil, sur des terrasses ou sur le sable, et où l'on se promenait nu. Cette pratique, transmise par la tradition, se continue encore en Orient, en Afrique, pour le traitement des rhumatismes (AIMES). Un passage d'HÉRODOTE, transmis par ORIBASE, nous la décrit explicitement : « L'exposition au soleil est éminemment « nécessaire aux gens qui ont besoin de se restaurer et « de prendre de la chair : cependant, il faut éviter les « rayons qui s'échappent à travers les nuages. Autant « que possible, on s'arrangera de façon que, en hiver, au « printemps et à l'automne, le soleil vienne frapper direc« tement les malades; mais, en été, il faut rejeter cette « méthode pour les gens faibles, à cause de l'excès de « chaleur. C'est surtout le dos qu'il faut exposer au « soleil : cela rend le corps tout entier plus sain; toute« fois, il faut garantir la tête à l'aide de quelques couver« tures. » (2)

(1) MALGAT. — *Loc. cit.*, p. 29.
(2) MALGAT. — La cure solaire de la tuberculose pulmonaire, p. 17.

Différents passages d'HIPPOCRATE, CELSE, GALIEN, AVICENNE, PLINE, CŒLUS-AURELIANUS, ANTYLLUS, donnent des indications comparables. Enfin, la femme de l'empereur GALIEN, Cornélie SALONINE, vint exprès à Nice, faire une cure solaire, sur le conseil de ses médecins (1).

De la lecture de ces auteurs résulte que les maladies suivantes étaient considérées comme justiciables de la cure solaire : l'obésité et l'amaigrissement — les maladies de la peau et les ulcères — le rachitisme — le rhumatisme et les arthrites — la sciatique et les maladies des nerfs — les maladies du petit bassin, principalement chez les femmes — enfin, l'hydropisie et les ascites, parmi lesquelles, sans doute, la péritonite tuberculeuse, l'un des triomphes modernes de l'Héliothérapie.

L'on chercherait en vain, en tout ceci, les précisions cliniques et les documents de laboratoire, sans lesquels nous ne saurions retenir, aujourd'hui, une observation valable; mais l'on ne saurait faire grief aux anciens d'avoir, en cette matière, exposé leur médecine, comme ils avaient coutume de la pratiquer. A nous de tirer de leurs récits les enseignements que nous y trouverons, sans leur demander plus qu'ils ne peuvent nous donner.

§ II. — PÉRIODE MODERNE (2)

C'est au XVIIIe siècle, seulement, que l'on trouve, en France, des indications nettes sur l'Héliothérapie. FAURE (3) dit, à propos du traitement des ulcères par la chaleur : « Mais ce qui paraît encore plus admirable et « bien moins dispendieux que l'emploi de la chaleur « produite à distance par un charbon enflammé, c'est la « découverte que je viens de faire, laquelle consiste à « présenter la partie ulcérée à l'ardeur du soleil, dans le

(1) ARMAND. — Thèse de Lyon, 1911, cité par AIMES (Thèse, p. 11).

(2) Mêmes références que le paragraphe précédent et SARDOU — L'héliothérapie en France et sur le Littoral méditerranéen. *Presse Médicale*, N° 18, 2 Mars 1912.

(3) FAURE. — Mémoire à l'Académie royale de Chirurgie, 1774, tome V, p. 821. Didot, éd., Paris.

« moment que cette chaleur atteint le 33e degré du ther« momètre de M. de Réaumur : on voit couler, de tous les « points qui peuvent donner issue à la matière purulente, « la même rosée que la chaleur du charbon procure. Or, « dans les pays méditerranéens, on pourra se servir de « l'insolation pour terminer la cure des ulcères, et même « dans les autres regions, lorsque la saison le permet« tra (1). »

La Peyre et Le Comte (2) publient des observations analogues : et voilà, en attendant l'action générale, l'action locale de la cure solaire retrouvée! Une série de thèses de Paris les suit : Bertrand (3) explique l'inflence de la lumière solaire sur les êtres organisés — Villet (1800) guérit des cas d'ascite — Cauvin (4) soigne les maladies asthéniques et les phlegmasies chroniques — Girard (1888), Lachaise (5), Hauterive (6), Bonnet (1840), Cloquet (1856), continuent les mêmes travaux, et Turck (1852) combat la vieillesse par les bains d'air, de lumière et de soleil.

La littérature s'empare de ces résultats. Dans un roman d'Edouard Gourdon : « Naufrage au p[illegible] » (7), on lit ceci :

D.. « Ah oui ! l'Héliothérapie, n'est-ce pas déjà de l'Hé« liothérapie que l'on vient faire dans nos stations « d'hiver ? »

R. « Sans doute. Il s'agit seulement, par des combinai« sons rationnelles et mûrement étudiées, de demander « au soleil tout le bien qu'il peut nous faire, de diriger

---

(1) Mac-Auliffe. — Thérapeutique physique d'autrefois. Masson, éd., 1904, p. 847.

(2) La Peyres et Le Comte. — Mémoire à la Société royale de Médecine, 1776

(3) Bertrand. — Essai touchant de l'influence de la lumière sur les êtres organisés, sur l'atmosphère et sur les différents composés chimiques. Thèse de Paris, an VIII (1799).

(4) Cauvin. — Des bienfaits de l'insolation. Thèse de Paris, 1815, N° 285.

(5) Lachaise. — Considérations sur la lumière et sur son influence favorable dans le traitement des maladies dites « asthéniques ». Thèse de Paris, 1820. N° 90.

(6) Hauterive. — De l'influence de la lumière sur les êtres organisés en général et l'homme en particulier. Thèse de Paris, 1828. N° 230.

(7) Michel Lévy, édit., Paris, 1864.

« ses rayons, de les concentrer, de les diviser, de les graduer, en un mot d'obtenir de sa chaleur, qui n'est pas autre chose que la vie, puisqu'elle anime tout, des résultats analogues à ceux qu'on obtient de l'eau à l'aide de certains procédés. Il ne suffit pas de se mettre dans l'eau pour faire de l'hydrothérapie, Vous comprenez? » (1).

Et voilà le mot d'Héliothérapie. trouvé, après les applications générales et locales, après le choix des malades justiciables. Si l'on joint à ces connaissances écrites celles que la tradition a transmises dans la pratique, de génération en génération, et qui ont fait se perpétuer la cure solaire dans nos stations d'hiver, depuis le moment où la femme de l'empereur Galien était envoyée à Nice par ses médecins, jusqu'à nos jours, l'on voit qu'il ne nous restera plus à acquérir, chez nos contemporains, en outre du perfectionnement technique qu'apporte la répétition des mêmes expériences, que la connaissance détaillée du rayon solaire et du mécanisme de son action, que nous devons aux recherches effectuées dans nos laboratoires et nos cliniques, à l'aide de méthodes d'investigations et d'instruments que nos anciens ne possédaient pas.

§ III. — PÉRIODE CONTEMPORAINE (Jusqu'en 1904).

Il est évident que la série des travaux que nous venons d'énumérer, au XVIIIe et au XIXe siècle, n'aurait pu se produire si, quelque part, dans les stations d'hiver, comme le dit Gourdon, l'on n'avait, à ce moment même, pratiqué la cure solaire. Malheureusement, les travaux écrits qui nous fixeraient exactement sur le nombre et la nature des cas traités, sur la technique suivie, n'ont pas été suffisamment recherchés ou sont perdus. Les thèses que nous avons citées subsistent seules, parce qu'elles ont été conservées par les bibliothèques des Facultés. Où

(1) Aimes. — Thèse, p. 17.

trouver, aujourd'hui, les articles des revues, les monographies publiées sans doute par les médecins des stations d'hiver? Et où trouvera-t-on, dans un siècle, les collections de la *Revue médicale de Biarritz* ou du *Bulletin chirurgical de Cannes,* où s'impriment actuellement des documents très intéressants, de même que, d'ailleurs, toutes les brochures éditées par les médecins de nos stations climatiques ou thermales, chez l'imprimeur de leur région?

Quoi qu'il en soit, un petit livre, paru en 1856, et réimprimé en 1878 sur le Littoral, indique, comme une pratique usuelle, l'insolation et les bains de sable chauffé au soleil, dans les affections articulaires et douloureuses (1). A la Société de Médecine de Nice, en 1878, Barety et Thaon communiquent, le 19 avril, leurs recherches sur l'influence du soleil sur la richesse du sang. — En 1880, H. Bennett, de Menton, dans un livre édité à Paris, sur la Riviera méditerranéenne comme climat d'hiver et de printemps, fait allusion à l'emploi habituel de la lumière solaire comme moyen de cure (2). — En 1889, Onimus montre l'action de la lumière sur les microbes (Thèse de Paris, avril 1889) et continue ses recherches à Monaco (L'hiver dans les Alpes maritimes, 1891. — Climatologie et Hygiène, Paris, 1894). — En 1892, Daremberg, dans son Traitement de la Phtisie pulmonaire (Rueff, éd., Paris), montre le rôle du soleil, de la thérapeutique climatique de la Riviera. — Au Congrès de Moscou (International de Médecine, 1897), Bourcart (de Cannes) et Vivant (de Monte-Carlo) défendent la cure libre de la tuberculose dans les pays de soleil, de préférence aux cures de sanatoria dans les pays du Nord.

En 1881, un Comité de philanthropes genevois a fondé, à Cannes, l'Asile Dollfus, pour les enfants anémiques et tuberculeux, et, depuis ce moment, sous la surveillance et le contrôle du Prof. D'Espine, de Genève, ce Comité

(1) Il ne nous a pas été possible de retrouver l'indication bibliographique de ce livre.

(2) Même observation

n'a point cessé, chaque année, d'adresser à Cannes, des petits malades, dont les cures remarquables suscitent, à Genève, des rapports enthousiastes (1). Le traitement des malades était confié à De Valcourt (Cannes), auteur de nombreuses études de Climatologie, et à Dieterlen (Cannes). Au Congrès de Climatothérapie de Nice (1904), la statistique de cet Établissement est apportée par Bourcart, Revillet et Vernet, successeurs de Valcourt et Dieterlen. — En 20 saisons (1882-1902), l'application de la Thalasso-Aéro-Héliothérapie aux cas de tuberculose osseuse articulaire et ganglionnaire, d'adénopathie trachéo-bronchique, de péritonite tuberculeuse, de lymphatisme et de scrofule, a donné 93,4 o/o d'amélioration ou de guérison!

En 1887, l'Hospice de la Charité de Lyon a fondé une dépendance à Hyères (presqu'île de Giens), sous le nom d'Hôpital Renée Sabran, pour la même catégorie de malades. Confiés au Dr Vidal, d'Hyères, ancien médecin des Hôpitaux de Lyon, ces malades lui fournirent d'excellents résultats et les éléments d'intéressantes études (2). — Puis, commence, à Lyon, une série de travaux sous l'impulsion de Poncet qui, dès 1892, dans son Service de Clinique chirurgicale de la Faculté, montrait l'excellent parti que l'on pouvait tirer de l'Héliothérapie dans le traitement des affections tuberculeuses ostéo-articulaires (3). — C'est, en 1892, la Thèse de Raynaud, sur les érythèmes produits par la lumière naturelle et artificielle — celle de Millioz (4) (1899), sur l'Héliothérapie locale comme traitement des tuberculoses articulaires — celle d'Orticoni (1902) sur le même sujet — celle, enfin, de Nogier, sur la lumière et la vie (1903). Dans la même région, Perdu

---

(1) Prof. D'Espine (Genève). — Rapports annuels sur l'Œuvre des Bains de mer (Asile Dollfus, à Cannes).

(2) Les climats d'Hyères et le Sanatorium Renée Sabran (Hyères, Impr. Souchon, 1888).

(3) Léon Cerf. — L'Héliothérapie. (*La Revue*, 45, rue Jacob, Paris, 1er Déc. 1913, p. 390)

(4) Cette thèse contient des observations de Revillet (Cannes) et des remarques de cet auteur sur la valeur pronostique favorable de la pigmentation.

(Saint-Etienne, 1900), publiait une observation de guérison d'une tumeur blanche suppurée du genou, à marche rapide, par les bains de soleil.

Dans le même temps, à Montpellier, Guiol, dans sa thèse (1902), rend compte de la lutte contre la tuberculose dans les sanatoria d'Hyères et signale leurs résultats. — A Nice (1901 à 1903), Malgat communique à la Société de Médecine ses premières observations sur la cure solaire de la tuberculose pulmonaire (1) et Grinda communique les siennes (19 avril 1903), sur le traitement des tuberculoses chirurgicales. — A Monaco, Guimbail (La Thérapeutique par les agents physiques, Baillière, 1900) recommande l'action thérapeutique de la lumière solaire. — Baradat (de Cannes), au Congrès d'Hydrologie et de Climatologie de Grenoble, expose le rôle des agents physiques, et particulièrement de la lumière solaire, dans la cure de la tuberculose. — Enfin, Pradal (1903), inspiré par d'Œlsnitz, médecin des Hôpitaux de Nice, présente, à Montpellier, une thèse sur l'adénopathie trachéo-bronchique chez l'enfant et son traitement.

Dans quelques-uns de ces travaux, l'action de la lumière solaire n'est pas suffisamment isolée de l'action de l'air, de la balnéation marine, etc. Air, Eau, Lumière, forment une trilogie, dont certains présentent les effets généraux, sans les différencier et sans les expliquer. La séméiologie, le pronostic, les résultats thérapeutiques, absorbent toute l'attention des auteurs, qui négligent la technique et l'analyse des agents thérapeutiques.

Dans d'autres cas, ils s'en préoccupent davantage, et, au Congrès de Climatologie et d'Hygiène de Nice (avril 1904), trois communications, celles de Gilli, de Nice (2),

(1) La cure solaire de la tuberculose pulmonaire à Nice. 1 vol., Impr., du *Petit Niçois*, 1903. C'est le premier ouvrage moderne important relatif à la cure solaire de la tuberculose pulmonaire. Malgat y démontre la pénétration, dans l'intérieur de l'organisme, de certains rayons du spectre solaire (violet et ultra-violet), auxquels il attribue une action bactéricide directe sur les lésions pulmonaires. Il y montre aussi la puissance actinique de la lumière du Littoral et la richesse correspondante de cette lumière en rayons bleus et violets.

(2) La cure solaire en phtisiothérapie. C. R. du Congrès, p. 455. Imprimerie de Monaco.

MALGAT, de Nice (1), et REVILLET, de Cannes (2), apportent des observations caractéristiques et des indications techniques précises. Ces travaux, avec la statistique de l'Asile DOLLFUS, apportée par BOUCART au même Congrès, les communications antérieures de MALGAT et de GRINDA à la Société de Médecine de Nice, les thèses de Lyon et de Montpellier, déjà citées (MILLOZ, ORTICONI, GUIOL, PRADAL), constituent dès lors un recueil de faits précis, qui nous fixent exactement sur la pratique médicale de la Riviera et l'enseignement de la Faculté de Lyon, à cette époque (1904) (3). Au reste, les galeries de cure solaire, établies quelques années auparavant pour l'été, à l'Hôtel-Dieu de Lyon, par les soins de PONCET, l'insolation sur la plage, durant l'hiver, à l'hôpital SABRAN, de Hyères, et à l'Asile DOLLFUS, de Cannes; les Solaria installés à Nice par GILLI, pouvaient déjà permettre à quiconque de se renseigner *de visu*.

Au même Congrès (Nice 1904), bien d'autres travaux sollicitent notre attention. C'est le Rapport de VIDAL d'Hyères) (4) signalant la guérison d'une tumeur blanche du genou (p. 650) — c'est celui de GUITER (de Cannes) (page 293) sur l'influence du climat méditerranéen sur la tuberculose et les tuberculeux, donnant à la lumière solaire sa place dans la cure — celui de TRIBOULET (de Paris) (page 499) sur l'influence du climat méditerranéen sur le rhumatisme et les rhumatisants, exposant l'action de la lumière (et tentant de la dissocier en diverses radiations) sur les troubles infectieux et trophiques des rhumatisants, et faisant d'elle l'agent principal de la physiothérapie des rhumatismes. De là, un enseignement et un conseil judicieux : « Des pays où le soleil n'accorde que

(1) La cure solaire de la tuberculose pulmonaire chronique. C. R. du Congrès, p. 419.

(2) Effets curatifs du climat méditerranéen et de l'Héliothérapie locale dans trois cas de vastes résections osseuses. C. R. du Congrès, p. 703.

(3) Il est tout à fait indispensable à ceux qui désirent juger impartialement l'histoire de l'Héliothérapie moderne, de lire au moins cette série de travaux. Ils y verront quel était l'état de cette question, sur le Littoral et à Lyon, au moment où BERNHARDT (Samaden et St-Moritz) et ROLLIER (Leysin) commençaient leurs études.

(4) C. R. du Congrès. Imprimerie de Monaco.

« rarement ses faveurs se sont mis en devoir de lui arra-
« cher ses secrets et ses bienfaits : il me semble qu'il est
« de votre devoir, à vous qui n'avez qu'à les prendre aisé-
« ment, de recueillir ces bienheureuses influences, de
« nous apprendre à les utiliser, et, pour bon nombre de
« faits de la pathologie, il faudrait créer, dans ces parages,
« des Instituts d'étude et d'application de la Photobiolo-
« gie et de la Photothérapie. »

C'est encore la communication de GALLOT (de Menton), p. 692) touchant l'influence du climat méditerranéen sur les états neurasthéniques, où l'auteur énumère les effets de la mer et du soleil sur l'état général et l'affaiblissement nerveux ; celles de SARDOU (de Nice) sur la tuberculose pulmonaire (p. 688) et sur le rhumatisme (p. 522) ; celle de RUMPELMAYER (de Nice) sur le rhumatisme infantile.

C'est enfin le Rapport de RENON (de Paris) (p. 662) sur l'influence du climat méditerranéen sur la tuberculose et les tuberculeux, attribuant à la lumière de la Riviera, comparable à celle du Sahara, une puissance d'action exceptionnelle. A l'influence physique de cette lumière, se joint l'influence morale : « Par elle, l'on est pris du dé-
« sir de vivre, et la lutte contre la maladie s'engage dans
« des conditions toutes nouvelles, sous l'empire d'une
« ardente et inlassable volonté qui conduit à la victoire. » Ce point de vue mérite qu'on s'y arrête, car, en matière de traitement des maladies chroniques, quel est le médecin expérimenté qui ne sait que la collaboration du malade fait la moitié du succès ! Et voici une page vécue de DAREMBERG (1) qui expose à merveille comment le Littoral donne, dès l'abord, cette heureuse disposition d'esprit, qui prépare les futures victoires :

« Quand, à la fin d'octobre 1875, je quittai Paris sans
« grand espoir de le revoir, je m'enfuyais vers le Midi
« comme le noyé vers sa dernière planche de salut. Je fus
« émerveillé, ayant laissé derrière moi, un soir, le ver-
« glas, de me trouver tout à coup, le lendemain matin,

(1) DAREMBERG. — Traitement de la tuberculose pulmonaire, t. II, p. 132 (J. Rueff, éd., Paris, 1892. Collection CHARCOT-DEBOVE.)

« dans une atmosphère douce et tiède, sous un ciel sans « nuage, au milieu d'une verdure charmante. Je me « croyais transporté en été, par une de ces agréables ma- « tinées où l'on se sent heureux de respirer et de vivre !. « Devenu doublement le confrère de BENNETT, en méde- « cine et en maladie, je fis comme lui, je m'étendis tout « le jour au soleil, la nuit je laissai ma fenêtre ouverte, « je mangeai bien et l'espérance devint de la gaité. Je ne « trouvais plus que le soleil de ma vie se couchait, je le « voyais se lever chaque matin avec bonheur et chaque « jour luire trop peu de temps pour me permettre de « jouir à l'aise de l'air pur, de la vive lumière, de la mer « bleue, du ciel, de la terre, de tout... C'est si bon de se « sentir renaitre : il semble que l'on n'a jamais vécu !... » Quel est le malade qui n'a pas ressenti des impressions analogues à son arrivée sur la Riviera ? Quel est le médecin qui contestera qu'elles constituent, pour une cure, la meilleure chance de réussite ? Et où donc, ailleurs que sur la Riviera, retrouvera-t-on de pareilles impressions ?

Et, pour finir, une mention particulière n'est-elle pas due à la curieuse étude de PEGURIER (de Nice), parue dans la *Revue internationale de la Tuberculose* (1), où l'auteur expose les plans d'une villa modèle, dite « Villa Tournesol », montée sur une plate-forme métallique mobile autour d'un axe central ? A toute heure du jour, cette villa tourne tout entière du côté du soleil, permettant au malade de recevoir ses rayons directs pendant le maximum des heures d'insolation.

§ IV. — PÉRIODE CONTEMPORAINE (*Suite*).

Héliothérapie et Héliologie.

Après le Congrès de Nice (1904), c'est une floraison plus riche encore de travaux intéressants, et l'on sent que le Congrès a agi, sur le littoral, comme un stimulant et, au dehors, comme une publicité, qui attirent l'attention sur des faits que l'on ne remarquait pas assez. Suivant la

(1) Septembre 1903. Traitement solaire de la tuberculose pulmonaier

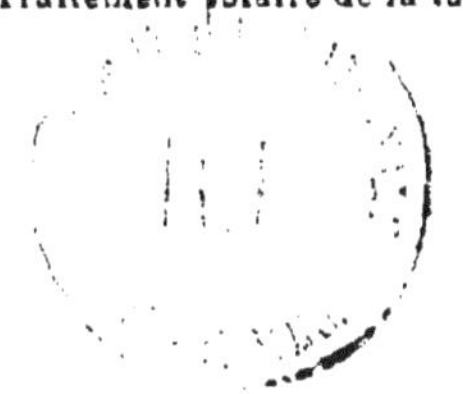

très juste expression de GUITER (1), pendant bien des années et jusqu'aux plus récents travaux, les médecins de la Riviera avaient fait de l'Héliothérapie, comme M. Jourdain faisait de la prose, sans le savoir. « Ils avaient foi « dans les vertus de leur soleil, et leur conviction était « née simplement de l'expérience. Ils ignoraient les lon« gueurs d'ondes des radiations solaires, et l'infra-rouge, « et l'ultra-violet, mais ils connaissaient les bienfaits « cliniques de l'illumination solaire partout répandue. » C'était même pour eux un fait si banal qu'ils ne songeaient pas assez à en faire l'objet de travaux spéciaux et à lui donner la préférence sur bien d'autres résultats heureux, imputables à l'Aéro ou à la Thalassothérapie. Ils confondaient, d'ailleurs, tout cela, sous le nom de Climatothérapie, et ce furent seulement les premières observations détaillées apportées par MALGAT, BOURCART, REVILLET, GRINDA, GILLI, médecins du littoral, de 1902 à 1904, qui, en donnant une forme précise aux idées ambiantes, attirèrent l'attention de tous, plus particulièrement sur les résultats thérapeutiques obtenus par l'exposition au soleil, directe, systématique et prolongée, d'une partie du corps malade et nue.

Cette évolution historique nous explique comment beaucoup d'auteurs du Littoral font, de très bonne foi, remonter leurs études d'Héliothérapie jusqu'à leurs études antérieures de Climatothérapie, parce qu'il n'y a pas d'hiatus entre les unes et les autres, et que les secondes étaient implicitement contenues dans les premières. Voilà pourquoi aussi il serait injuste de ne pas signaler celles de ces études de Climatothérapie, d'un incontestable mérite intrinsèque, qui, sans mentionner la chose ni le mot, apportent à l'Héliothérapie la collaboration la plus précieuse, en formant un recueil de faits météorologiques et cliniques, sur lesquels on va pouvoir, en quelques années, établir désormais, pour l'Héliothérapie de l'avenir, des bases physiques précises, qui ont fait

(1) Discours d'ouverture du Congrès de Thalassothérapie et d'Héliothérapie marine, Cannes, Avril 1914. C. R. *Gazette des Eaux*, 30 Mai 1914 p. 646.

défaut à l'Héliothérapie du passé (1). G. SARDOU (Nice) a résumé tout cela en un mot juste : « A côté de l'*Héliothérapie*, qui est une part de la Thérapeutique, il y a l'*Héliologie*, qui est une part de la Physique. » Le terme d'Héliothérapie ne suffit pas pour désigner les études effectuées sur le littoral, le terme d'Héliologie est nécessaire, pour caractériser ces travaux de climatothérapie et de météorologie, qui visent essentiellement l'insolation, sa durée journalière et saisonnière, ses conditions (hygrométrie, vents, nuages) et les formes de son application (soleil du matin et du soir, exposition, abris, bords de mer, montagne, etc.). C'est là surtout, bien plus que dans les applications isolées de l'Héliothérapie, que se trouvent condensées, à la fois, l'expérience séculaire de la cure libre d'air et de lumière, et les notations précises que les appareils modernes de météorologie permettent d'enregistrer. L'utilisation de cette mine de documents héliologiques, à la suite des révélations produites par les premiers travaux cliniques d'Héliothérapie proprement dite à Lyon et sur le littoral, va permettre de progresser si rapidement que l'on peut, sans exagérer, dire que, durant les dix dernières années (1904-1914), cette question a pris un développement plus grand qu'elle ne l'avait fait pendant toutes les périodes réunis qui l'avaient précédée (2).

---

(1) SMOLETT (Nice), 1794. — Travels through France and Italy (Voyages à travers la France et l'Italie).

RICHELMI (Nice), 1806. — Le climat de Nice.

RISSO, 1826. — Histoire naturelle des principales productions de l'Europe méridionale.

ROBAUDY, 1842. — Nice et ses environs.

TEYSSÈRE, 1878. — Trente ans d'études météorologiques et climatologiques.

MACARIO, BARETY, NIEPCE, ODIN, DONINELLI, BOUSQUET *in* MALGAT. — Cure solaire de la Tuberculose pulmonaire. Nice, 1903.

(2) Voici l'énumération des travaux de Climatologie et de Météorologie apportés au Congrès de Nice et résumant les recherches antérieures. C. R., Imprimerie de Monaco (1904).

BARETY (Nice). — L'Œuvre de la Société de Médecine et de Climatologie de Nice, p. 195. — Le climat de la Côte d'Azur dans le traitement de la tuberculose pulmonaire, p. 252.

BARBARY (Nice). — Le climat méditerranéen dans la cure libre de la tuberculose, p. 438.

Parallèlement à cette utilisation des documents de la météorologie clinique, va se faire celle des indications, non moins précises, récemment fournies par les biologistes et les cliniciens : Claude BERNARD a montré l'action de la lumière solaire sur les globules rouges. — DUCLAUX (Société de Biologie, 1885, p. 395, et *Semaine médicale*, 1885, p. 22) et ROUX (*Annales de l'Institut Pasteur*, 1887, t. I, p. 445), ont montré l'influence de la lumière violette sur les microbes. — ARLOING, D'ARSONVAL et CHARRIN, GALLIARD, JOUSSET, LESIEUR, BECQUEREL, CAPDEVIELLE, ont étudié les actions des différents rayons sur les êtres vivants. — BOUCHARD a signalé l'accroissement des échanges sous l'influence du soleil, et a expérimenté sur lui-même l'action des différentes radiations du prisme (érythèmes solaires). — RAYNAUD (Thèse de Lyon, 1892) a aussi examiné les érythèmes produits par la lumière naturelle et artificielle — enfin, GILCHRIST (1) a étudié l'influence du climat méditerranéen sur les échanges organiques.

BOURGEOIS (Grasse). — Note sur la valeur climatothérapique de Grasse, p. 468.

CHIAIS (Menton). — Climatologie générale de la Riviera, p. 37.

EIFFEL. — Etude comparée des stations météorologiques de Beaulieu (A.-M.) Sèvres (S.-et-O.) et Vacquey (Gironde) en 1902 et 1903, p. 346.

FERRAUDI (Ajaccio). — Ajaccio, sa valeur thérapeutique, p. 536.

GUITER (Cannes). — Influence du climat méditerranéen sur la tuberculose et les tuberculeux, p. 293.

HAUSER (Madrid). — Le climat du Littoral méditerranéen espagnol, p. 723.

LINN (Nice). — Les climats de Florence, Rome et Naples, p. 565. — L'Egypte comparée à la Riviera, p. 567.

LUCAS (Monte-Carlo). — Effets hygiéniques et thérapeutiques du climat de la Principauté de Monaco, p. 705.

MALIBRAN (Menton). — La cure de la tuberculose pulmonaire, p. 597.

MANQUAT (Nice). — L'adaptation en climatothérapie, p. 101.

MORIEZ (Nice). — Influence du climat méditerranéen sur le rhumatisme et les rhumatisants (avec une note concernant l'influence sur les maladie des yeux), p. 362.

MULEUR (Grasse). — Le climat de Thorenc et ses adaptations thérapeutiques, p. 697.

DE LA PRADE (Nice). — Des indications climatériques dans les formes de la tuberculose pulmonaire, p. 465.

SARDOU (Nice). — Adaptation, intolérance et entraînement climatique, p. 241, 246, 248. — Epreuve du climat, p. 237.

SETTRE (Cannes). — De l'état hygrométrique de l'air aux stations de montagne dans les Alpes maritimes, p. 580.

(1) Congrès de Climatologie de Nice, 1904. C. R., p. 541.

§ V. — PÉRIODE ACTUELLE

Du Congrès de Nice (1904) au Congrès de Cannes (1914).

Ainsi, appuyées sur les recherches météorologiques et sur les travaux biologiques récents, partant des faits cliniques d'Héliothérapie connus dès longtemps, prenant comme type les observations plus récentes, les publications vont se faire de plus en plus nombreuses, documentées, précises et variées.

C'est le mémoire de Malgat (1) à l'Académie de Médecine, basé sur 22 observations, et précédé de ce frontispice : « « D'après mon expérience, les malades atteints « de tuberculose pulmonaire chronique, dont l'organisme « n'est pas absolument ruiné et sans ressource, guérissent « généralement par l'exposition méthodique et systéma- « tique de leur corps nu aux rayons directs du soleil, au « bout d'un temps qui varie selon l'étendue de leurs « lésions, la gravité de leur état infectieux et la valeur de « leur hygiène ». Cette affirmation mémorable sera plus tard discutée sur le littoral même : mais n'est-ce point quelque chose qu'elle y ait été posée avec netteté, avec faits à l'appui, et que, dix années après, elle soit remise en discussion au Congrès de Cannes de 1914 (D'Œlsnitz (2) Thaon (3))? — C'est l'étude de Revillet (de Cannes) sur la cure hélio-marine l'adénopathie trachéo-bronchique (4). — C'est encore la thèse de Casanou-Vesoule (Paris, 1905) sur le traitement des plaies atones et ulcéreuses, par l'insolation, et celle de Borriglione (5), interne de l'hôpital Saint-Roch, à Nice, dont les éléments sont fournis par Grinda, chirurgien de cet hôpital, et par Malgat, médecin du sanatorium de la Mantega.

---

(1) La cure solaire de la tuberculose pulmonaire chronique, 1904 Imprimerie du *Petit Niçois*, à Nice.

(2) Posologie de l'Héliothérapie marine. C. R. du Congrès.

(3) Les dangers de l'Héliothérapie dans le traitement de la tuberculose. C. R. du Congrès.

(4) *Lyon Médical*, 1904, et *Clinique Infantile*, 1904.

(5) Traitement des tuberculoses chirurgicales, par l'Héliothérapie, sur le Littoral méditerranéen. Paris, Baillière, éd., 1906.

4

Puis vient le Congrès international de la Tuberculose (Paris, octobre 1905) (1), où nous trouvons les communications de :

LALESQUE (Arcachon). — La cure marine de la tuberculose pulmonaire, p. 736.

MALGAT (Nice). — Cure solaire de la tuberculose pulmonaire chronique, p. 744.

REBOUL (Nîmes). — Héliothérapie dans les tuberculoses externes, avant ou après les opérations.

REVILLET (Cannes). — Traitement du lupus tuberculeux et des scrofulo-tuberculoses cutanées par l'Héliothérapie (exposition directe aux rayons solaires non modifiés), technique indiquée par PONCET (de Lyon) et VIDAL (d'Hyères), p. 684.

ROLLIER (Leysin). — Le traitement de la tuberculose chirurgicale à l'altitude (2), p. 134.

VIDAL (Hyères). — Traitement du lupus ulceré et de quelques autres manifestations tuberculeuses par l'Héliothérapie, p. 711.

A la suite, voici le IIIe Congrès de Climatothérapie et d'Hygiène, tenu sur le littoral en 1907 (Cannes, Nice, Monaco, Menton, Ajaccio), qui nous apporte une abondante moisson de Climatologie et d'Héliothérapie (3) :

BONNEFOY (Cannes). — Les troubles vaso-moteurs et les tropho-névroses sur le littoral méditerranéen (C. R., 3e partie).

CAILLAUD (Monaco). — Action du climat de Monaco sur la tuberculose chirurgicale (C. R., 4e partie).

CHIAIS (Menton). — La cure solaire directe (C. R., 3e partie).

JAUBERT (Hyères). — De l'influence de la cure climatique sur les poussées pulmonaires menstruelles des tuberculeuses (C. R., 4e partie).

MALGAT (Nice). - Action des deux extrémités du spectre

(1) C. R. chez Masson, éd., Paris, 1906, 2 volumes.

(2) Nous signalons à dessein ce premier travail de ROLLIER, d'abord parce que ROLLIER s'y inspire évidemment de l'enseignement de l'Ecole lyonnaise, ensuite parce qu'on lui a attribué depuis (à Paris, notamment) une priorité à laquelle l'auteur n'avait certainement pas prétendu.

(3) C. R. publiés par le Dr Verdalle, secrétaire général, à Cannes.

solaire dans la tuberculose pulmonaire chronique (C. R., 4e partie).

MONTEUUIS (Sylvabelle). — Les bains d'air et de lumière dans la pratique journalière (C. R., 3e partie).

MORIEZ (Nice). — Influence du climat de la Côte d'Azur sur la goutte et les goutteux (C. R., 3e partie).

ROQUES (Cannes). — Les maladies chroniques des voies aériennes supérieures sur le littoral méditerranéen (C. R., 3e partie).

ROUX (Cannes). — Le climat de Cannes et ses propriétés thérapeutiques (C. R., 3e partie).

SAUVAGE (Cannes). — Les maladies nerveuses sur le littoral méditerranéen (C. R., 3e partie).

Depuis, MALGAT a fourni encore plusieurs travaux : au IIe Congrès international de Physiothérapie de Rome, 1907 (C. R., p. 929 (1); dans la Revue *Tuberculosis* (1909 et 1910); au VIIe Congrès international de la Tuberculose (Rome, avril 1912); dans un petit volume de Physiothérapie infantile (Baillière, éd., Paris, 1910) : La cure solaire à Nice ; enfin, dans un ouvrage considérable résumant ses travaux antérieurs : La cure solaire de la tuberculose pulmonaire chronique (Baillière, éd. Paris, 1911).

D'autres auteurs, anciens et nouveaux, sont venus aussi fournir des contributions d'importance variable, toutes dans une note juste, et dont quelques-unes ont fait faire un pas en avant. Ce sont :

AZAIS : La lumière, son application dans le traitement de la tuberculose (Thèse Montpellier, 1910). — BADIN : Traitement des exsudats inflammatoires et de la tuberculose osseuse par l'insolation (*La Clinique*, avril 1910).

JAUBERT : De l'Héliothérapie dans le traitement des plaies cutanées, et en particulier de l'ulcère variqueux (*Lyon*

(1) Au même Congrès, paraît un petit mémoire de BERNHARDT (de St-Moritz, Engadine) sur l'Héliothérapie dans la chirurgie, où cet auteur semble découvrir ces applications, sans faire aucune mention des travaux précédents. Il existe également une publication de BERNHARDT (de Samaden, Engadine) qui est antérieure (*Korrespondenz blatt für Schweitzer Aertze*, 1904), et, sans doute, du même auteur. Nous les citons, parce qu'on leur a, par erreur, attribué, surtout à Paris, une priorité, qui ne s'explique que par un défaut complet de documentation.

médical, 1910). — REVILLET : Traitement de la tuberculose infantile à Cannes, par les cures marines et solaires (Communication à l'Académie de Médecine et *Revue médicale de Cannes*, 1910). — JAUBERT : La cure hélio-marine des adénites cervicale[illegible] *vue des agents physiques*, 1911). — REVILLET : Le traitement du myxœdème sur le littoral méditerranéen par la cure hélio-marine (XVe Congrès français de Médecine, Lyon 1911). — PONCET et LERICHE : L'Héliothérapie (Académie de Médecine, 15 octobre 1912 ; *Gazette des Hôpitaux*, 17 octobre 1912, p. 109). — RIVIER : La cure hélio-marine et méditerranéenne (Thèse de Lyon, 1911). — JAUBERT et RIVIER : La cure hélio-marine dans les ostéo-arthrites multiples d'origine tuberculeuse (*Gazette des Eaux*, 1912). — La cure hélio-marine (*Presse médicale*, 22 juin 1912). — La pratique de l'Héliothérapie dans les arthrites tuberculeuses (*Paris médical*, 29 mars 1913). — VIGNARD et JOUFFROY : Technique générale et spéciale de l'Héliothérapie (*Avenir médical*, 8 novembre 1913). — NOGIER : Les bases scientifiques de la thérapeutique par la lumière (*Avenir médical*, 15 novembre 1913). — BARADAT : L'Héliothérapie en France : La Côte d'Azur et le Mont Blanc (Imprimerie Daix, à Clermont (Oise), 1914).

Nous terminerons cette longue bibliographie par des mentions spéciales à deux auteurs, en raison de l'importance et de la qualité de leurs travaux : c'est AIMES, dont l'excellente thèse (1) est l'étude d'ensemble la plus complète qui ait été consacrée jusqu'ici à l'Héliothérapie ; et D'ŒLSNITZ, qui vient de fournir une série de recherches originales sur les réactions thermiques, respiratoires, circulatoires et hématiques, provoquées par l'Héliothérapie (2).

(1) L'Héliothérapie, Thèse de Montpellier, 1913.

(2) L'Héliothérapie, son mode d'action, ses indications, ses résultats. — Réactions thermiques, respiratoires et circulatoires provoquées par l'Héliothérapie. — L'Héliothérapie dans les affections tuberculeuses de l'enfance (*Le Journal médical français*, 15 novembre 1913 ; Poinat, éd., Paris). — Le traitement de la péritonite tuberculeuse chez l'enfant par l'Héliothérapie (Soc. de Pédiatrie de Paris, 12 Nov. 1912). — Note sur les éléments d'appréciation des indications de l'intensité et de la durée

§ VI. — Opinions contemporaines.

Ce serait une erreur de croire qu'une si grande quantité de travaux (dont beaucoup de haute valeur) ait pu passer inaperçue. S'il est des auteurs modernes qui les ont négligés, involontairement sans doute, il en est d'autres qui furent plus clairvoyants. Parmi eux, PONCET (Lyon) mérite la première place, puisque, en 1899, nous lisons dans la thèse de MILLOZ (Lyon) : « L'action bienfaisante de l'exposition des manifestations tuberculeuses aux rayons solaires (bain de soleil prolongé) « s'étend, pour le professeur PONCET, non seulement à « toutes les tuberculoses locales (glanglionnaires, os« seuses, etc.), mais encore aux tuberculoses viscérales. « L'Héliothérapie nous paraît, en outre, également, cons« tituer un mode précieux de traitement dans beaucoup « d'affections chroniques. » — C'est PONCET encore qui a dit, de la lumière solaire, qu'elle constituait une thérapeutique destinée à révolutionner une partie de la chirurgie infantile (1). On verra, par le compte rendu du Congrès de Cannes (1914), que sa prédiction est accomplie.

---

utiles de la cure solaire chez les enfants (Soc. de Pédiatrie, 20 mai 1913). — V. aussi les travaux de ses élèves : PRADAL, Thèse de Montpellier, 1903; L'adénopathie trachéo-bronchique chez l'enfant, — et NEVIÈRE, Thèse de Montpellier, 1913; Les réactions cliniques et les modifications hématiques provoquées par l'Héliothérapie dans les affections tuberculeuses de l'enfance.

(1) Les résultats cliniques fournis par l'Hôpital Renée-SABRAN, fondé à Hyères, en 1887, par l'Administration des Hospices civils de la ville de Lyon, et alimenté annuellement par les Services de l'Hospice de la Charité de cette ville, furent la raison déterminante de ces opinions de PONCET. A Lyon, comme à Genève, les enfants envoyés sur le Littoral étaient soumis à un contrôle médical à l'aller et au retour, et leur amélioration ne pouvait passer inaperçue du Corps médical hospitalier. Par là, ces résultats furent signalés dans l'enseignement et l'on rechercha à en obtenir d'analogues ailleurs De même que les succès signalés annuellement à Genève par le Prof. D'ESPINE depuis 1882, d'après les malades revenant de l'Asile DOLLFUS (Cannes), contribuèrent à former une opinion favorable sur les procédés de cure qui y étaient employés, et créèrent des adeptes de l'Héliothérapie, à Genève, Lausanne, Vevey, Leysin, etc., de même, les résultats annuellement contrôlés à l'Hospice de la Charité de Lyon, sur les malades de l'Hôpital SABRAN (Hyères), éclairèrent PONCET, OLLIER, leurs élèves, et par eux toute la région suffragante de la Faculté de Lyon, où naquirent dès lors d'importants travaux sur l'Héliothérapie, que nous avons signalés.

Si PONCET a droit à la première place, on ne peut contester la seconde à D'ESPINE (Genève) qui n'a cessé de soutenir l'Asile DOLLFUS (Cannes), de publier ses résultats en termes enthousiastes et de qualifier de « médication héroïque » la cure hélio-marine des petits tuberculeux.

La troisième place appartient à BOUCHARD, devenu Cannois d'adoption, qui nous dit, à propos des mêmes enfants : « Il se trouve que certaines particularités du séjour que je fais pendant l'hiver, sur notre Littoral méditerranéen, m'ont permis de vérifier *de visu* comment « les enfants de l'Asile DOLLFUS font leur cure marine, « et c'est plaisir de voir de quelle façon, alerte et allègre, « ils circulent, nus, sur le sable et se jettent dans la « mer en plein hiver, et de voir surtout quel changement « produisent, chez eux, l'air marin, la balnéation et la « radiation solaire (1). »

Puis viennent DEBOVE, A. ROBIN et LANDOUZY. Le premier présentant à l'Académie (1910) le mémoire de REVILLET, s'exprime ainsi :

« Pourquoi ces résultats de la cure méditerranéenne « sont-ils si franchement supérieurs à ceux obtenus dans « les sanatoria d'altitude? Cela tient à la pratique des « bains de mer, qui peuvent être continués, à Cannes, au « cœur même de l'hiver, à la luminosite de l'atmosphère « de Cannes et à l'air marin. La réunion synergique de « ces éléments thérapeutiques assure aux stations méditerranéennes une supériorité incontestable dans la cure « de la tuberculose infantile médicale ou chirurgicale. »

Albert ROBIN et LANDOUZY apportent leur témoignage, à la même occasion, dans les termes suivants :

M. Albert ROBIN : « Dans le remarquable rapport que « nous avons entendu, M. le Pr DEBOVE vient d'accomplir « un acte de justice et de haute conséquence pratique, « puisqu'il met en valeur les effets thérapeutiques de « notre climat méditerranéen, injustement décrié dans « des publications et dans des Congrès étrangers, où l'on

(1) Académie de Médecine, 1910. — A propos du mémoire de REVILLET, présenté par DEBOVE.

« vantait la cure de repos, en quelque lieu qu'on la pra-
« tiquât, déniant ainsi au climat de la Riviera le grand
« rôle d'adjuvant qu'il remplit.

« Ce climat a, jadis, été chargé de nombreux méfaits :
« on l'a accusé de favoriser les poussées aiguës, de par
« son action stimulante de la nutrition organique,
« comme si notre Littoral ne renfermait pas aussi des
« stations sédatives? Une observation séculaire réduit
« à néant ces assertions, proclame l'activité thérapeu-
« tique du climat marin et de la radiation solaire dans
« les tuberculoses osseuses ganglionnaires, et dans
« nombre de cas bien choisis de phtisie pulmonaire. Et
« je suis heureux, pour ma part, d'appuyer la conclusion
« de M. le Pr DEBOVE, qui apporte à la vieille expérience
« de la clinique l'appui de sa grande autorité. »

M. LANDOUZY : « Je ne saurais trop m'associer aux
« observations de MM. DEBOVE et Albert ROBIN, touchant
« les avantages d'une cure d'Héliothérapie et de Thalas-
« sothérapie faite sur notre Riviera par les enfants, à
« condition surtout que cette cure soit longuement conti-
« nuée, comme l'ordonne excellemment le Dr REVILLET, à
« Cannes, et le Dr VIDAL, à la presqu'île de Giens. On ne
« saura trop vanter, tant ils sont merveilleux, les résultats
« obtenus sur la Riviera chez toute cette catégorie de ba-
« cillaires lymphatiques, auxquels profite la luminosité
« autant que l'air marin de nos plages, si bien abritées
« contre les vents de terre, et qui s'échelonnent d'Hyères
« à Menton. »

ESTOR, de Montpellier (1), ne peut aussi être oublié, car il a créé, dans son service, une installation héliothérapique et inspiré les thèses d'AZAÏS et de AIMES.

D'ailleurs, quelques articles et volumes publiés à Paris, durant ces dernières années, rendent pleine justice aux travaux du Littoral. Ce sont :

CASTAIGNE. — La cure solaire. *Journal médical français*, n° 11, 15 novembre 1913.

---

(1) ESTOR. — Conférence faite à l'Association polytechnique de Perpignan, le 12 janvier 1913, et *Montpellier Médical*, 9 mars 1913.

RENON. — Le traitement scientifique et pratique de la tuberculose pulmonaire. Masson, éd., Paris, 1910.

A. ROBIN. — Le climat marin dans le traitement de la tuberculose. *Bull. gén. de Thérapeutique*, 1913.

SARDOU (de Nice), enfin, n'a cessé, pendant ces dix dernières années, par de nombreux articles de mise au point et de vulgarisation parus dans les guides, annuaires, journaux et revues de la région, de porter à la connaissance du grand public, en effaçant sa propre personnalité, les travaux, recherches, observations, etc., dont les météorologistes et les médecins de la Riviera furent si prodigues. Certes, il ne tient pas à lui qu'ils n'aient été partout connus et appréciés! Et voici ce qu'il en disait, en mars 1912, en terminant un article de la *Presse médicale* (1), qui avait précisément pour objet de répondre à un rédacteur de ce Journal, oublieux des travaux du Littoral :

« Sur notre Littoral méditerranéen, la magnificence « quotidienne d'une insolation exceptionnellement longue « et intense invitait les médecins à l'emploi et à l'étude « d'une médication à la fois si simple et si puissante. « Comme on peut voir par la liste de leurs communica- « tions dans les Congrès, ils n'ont pas manqué de l'uti- « liser et d'en faire connaître, sans tapage, les indica- « tions et les résultats. »

Au surplus, ce n'est point dans la Presse que les travaux du Littoral méditerranéen ont trouvé le plus d'écho. Sur d'autres points du Littoral français, à Arcachon, à Hendaye, à Biarritz, à Berck, l'Héliothérapie est devenue partie intégrante de la cure marine. Les travaux de DOCHE (2), de FESTAL (3), MÉNARD (4), CALVÉ (5),

(1) L'Héliothérapie en France et sur le Littoral méditerranéen. *Presse Médicale*, n° 19, 2 mars 1912.

(2) DOCHE (Arcachon). — De l'Héliothérapie en climat marin (*Pédiatrie pratique*, 8 déc. 1912).

(3) FESTAL (Arcachon). — La cure solaire à Arcachon (*Journal médical français*, 15 nov. 1913).

(4) MÉNARD (de Berck). — Introduction à l'étude des ostéo-arthrites tuberculeuses chirurgicales (*Gaz. des Hôp.*, 28 et 30 janvier 1913).

(5) CALVÉ (Berck). — De l'importance des hôpitaux marins dans le traitement des tuberculoses chirurgicales (Rapport au Congrès de la Tuberculose, Rome, 1912).

ANDRIEU (1), CLAISSE (2), etc., le montrent clairement.

On s'explique mal que, dans de pareilles conditions, des auteurs français et principalement parisiens aient pu se méprendre. Cependant, dans une communication au Congrès de la Tuberculose (Paris 1905), HALLOPEAU (3) ne dit que ceci : « Les cures d'insolation locale, pratiquées « dans les climats d'altitude, ont donné de bons résultats « au Dr BERNHARDT, de Samaden. » C'est tout! Dans un article de la *Presse médicale* (9 déc. 1911), LENORMAND écrit que le mérite de la méthode héliothérapique revient sans conteste à ROLLIER (de Leysin) et exprime l'espoir que la méthode de ROLLIER soit, un jour, utilisée dans certaines régions de notre Littoral du Midi ! Voilà un espoir que l'auteur aurait bien pu facilement changer en certitude! — Dans son rapport au Congrès de Climatologie de Cannes (1915), ARMAND-DELILLE (4) dit : « Il faut « reconnaître que la révolution, en matière d'Héliothé« rapie, est due à ROLLIER, qui a démontré la haute supé« riorité des grands bains de soleil. Nous devons donc lui « rendre ici un hommage reconnaissant, puisque c'est « grâce à lui que notre Littoral méditerranéen reprend « une place primordiale parmi les stations héliothéra« piques. » — Nous sommes certainement reconnaissants à ROLLIER, mais non point de l'action qu'ARMAND-DELILLE lui attribue à tort : il est évident, en effet, que grâce à ROLLIER, des médecins parisiens ont appris l'Héliothérapie, qu'ils eussent probablement toujours ignorée, s'ils n'avaient eu à leur disposition que les travaux de ce Littoral, de Lyon, de Montpellier, et plus généralement de la Province française! Cet état d'esprit particulier s'est ré-

---

(1) ANDRIEU (Berck). — L'Héliothérapie dans les affections chirurgicales (Congrès de Thalassothérapie, Cannes, 1914).

(2) CLAISSE (Biarritz). — L'Héliothérapie dans les affections chirurgicales non tuberculeuses (Congrès de Thalassothérapie, Cannes, 1914).

(3) Etude comparative des divers traitements des tuberculides, C. R. p. 720.

(4) Des opinions analogues, exprimées dans divers journaux médicaux parisiens, à l'occasion du Congrès lui-même (avril 1914) ont permis aux moins prévenus de constater à quel point l'œuvre du Littoral, de Lyon et de Montpellier est méconnue dans quelques milieux.

vélé, d'ailleurs, en bien d'autres questions qu'en celle qui nous occupe ici! Entre les fortifications de Paris et les frontières de la France, il semble qu'il existe une zone neutre, où les travaux scientifiques ne comptent pas, quels que soient leur nombre et leur valeur. Une communication de ROLLIER a fait, en un jour, ce que des multitudes de publications françaises n'avaient pu faire en bien des années : voilà de quel miracle nous devons être reconnaissants à ROLLIER, Suisse romand, qui ne méconnaît point, d'ailleurs, ce qu'il doit, à cet égard, à la Science française (1).

---

(1) RICKLI. — C'est à dessein que nous n'avons point parlé ici des bains de soleil à la RICKLI, du nom de l'empirique auquel on attribue aussi, parfois, l'invention de l'Héliothérapie. Pour bien se rendre compte que le bain de soleil « à la RICKLI » n'a rien de commun avec l'Héliothérapie, lisez son disciple SANDOZ : *Introduction à la thérapeutique naturiste* (Steinheil, éd., Paris, 1907). Vous y verrez clairement que les pratiques de RICKLI peuvent peut-être convenir à des sportmen ou à des personnes bien portantes en quête d'essais aventureux, mais que, dans le domaine médical, elles ne sauraient s'appliquer qu'à cette catégorie, d'ailleurs nombreuse, d'esprits bizarres, atteints parfois de maux imaginaires et parfois de maux réels, qui font la fortune de toute méthode thérapeutique nouvelle, surtout si elle est étrange et incompréhensible et quels qu'en soient les résultats. Il n'y a rien là qui puisse entrer dans une école scientifique et il n'y a pas plus d'Héliothérapie dans la méthode de RICKLI qu'il n'y a d'Hydrothérapie dans la méthode de KNEIPP, ou d'Électrothérapie dans le magnétisme de MESMER.

Voici ce qu'en dit d'ailleurs LAGRANGE : « Ce qu'il y a de certain, c'est que la cure d'altitude, conduite suivant la méthode barbare de RICKLI, a guéri, à ma connaissance, plusieurs malades traités vainement par tous les agents pharmaceutiques. Il est vrai que ces malades n'étaient ni des tuberculeux, ni des cardiaques, mais des neurasthéniques arthritiques, malades si nombreux à notre époque, et dont la vie est empoisonnée par les souffrances les plus diverses, sans qu'aucun de leurs organes soit lésé. »

Ce ne sont donc pas des malades que visent ces singulières pratiques. Ce sont des malades, au contraire, atteints d'affections bien caractérisées, à évolution connue, qui ont été soignés, améliorés ou guéris méthodiquement par l'Héliothérapie du Littoral.

FINSEN. — L'on a attribué aussi la paternité de l'Héliothérapie à FINSEN (de Copenhague). Les premiers travaux de FINSEN parurent en 1893 (*Hospitalstidende*, 3 juillet) ; mais FINSEN s'est servi, non de la lumière solaire (que le climat de son pays ne lui fournissait, d'ailleurs, que parcimonieusement), mais de lumière artificielle. L'on ne saurait faire grief à ses devanciers de n'avoir pas fait comme lui, puisque les sources de lumière artificielle qu'il a pu utiliser sont de découverte récente. Les applications de lumière que FINSEN a préconisées sont, d'ailleurs, du même ordre que celles qui étaient déjà employées (FAURE, traitement des ulcères; VIDAL, traitement du lupus tuberculeux, etc.). Ce sont des applications locales au traitement d'ulcères, maladies de la peau, etc. Il est très possible que FINSEN ait ignoré les travaux français antérieurs, utilisant la lumière pour le même objet. On peut donc, si l'on veut, considérer FINSEN comme le père ou l'un des pères de la photothérapie artificielle, mais l'Héliothérapie locale et l'Héliothérapie générale existaient en France avant lui, et il est même peu vraisemblable qu'il ait eu sur leur histoire une action favorable. En effet, la connaissance de l'action des sources de lumière artificielle, que l'on peut se procurer partout, est plutôt de nature à éloigner les malades de l'Héliothérapie, que l'on ne peut pratiquer que dans certains climats, assez rares en Europe On pourrait donc admettre que les travaux de FINSEN dérivent de l'Héliothérapie, à laquelle ils ont ajouté, en quelque sorte, une annexe, mais non point que l'Héliothérapie procède des travaux de FINSEN.

CHAPITRE II

HÉLIOLOGIE (1)

§ I

L'intervention de la Société médicale du Littoral au Congrès de 1914 n'a pas seulement pour objet de rétablir la vérité historique, et d'enlever toute vraisemblance à l'opinion qui tenterait de donner à l'Héliothérapie une origine récente et étrangère, ainsi que nous l'avons exposé dans le chapitre précédent. Cette intervention vise encore la supériorité attribuée à tort aux climats d'altitude, en ce qui concerne l'application de l'Héliothérapie.

Rappelons tout d'abord (et ce ne sera pas inutile, car beaucoup semblent l'ignorer) que le Littoral méditerranéen renferme toute la gamme des climats d'altitude habitables, de 0 à 3.000 mètres, puisque la chaîne des Alpes Maritimes s'étend, au Nord de Nice, à une si faible distance, que 33 kilomètres seulement séparent le rivage de la mer du premier glacier. Le goût des séjours d'altitude et le développement des sports d'hiver y ont rendu faciles, depuis quelques années, les communications entre les villes maritimes et les stations de montagne. Il serait donc aisé à la Société médicale du Littoral de s'attacher au développement des stations d'altitude, si la supériorité de l'Héliothérapie y était démontrée. Mais les études climatériques et héliologiques auxquelles elle s'est livrée pour élucider cette question n'ont pas fait ressortir cette supériorité, mais bien le contraire.

En effet, en dehors de la réunion des documents énumérés dans le chapitre précédent, la Société médicale du Littoral a eu la bonne fortune de pouvoir provoquer et

(1) Voir principalement les Rapports de D. BERTHELOT, J. VALLOT et DUPAIGNE, au Congrès de Cannes (1914). — C. R. Editions de la *Gazette des Eaux*, 3, rue Humboldt, Paris.

poursuivre, durant ces dernières années, des études nouvelles, dont nous avons à résumer les résultats, touchant le problème qui nous intéresse. Ces études ont été effectuées par un météorologiste éminent, M. Joseph VALLOT, créateur des Observatoires du Mont Blanc et de Chamonix, et fondateur de la Station météorologique de Nice. A cette station principale, créée au centre de la Riviera, M. VALLOT a rattaché une série de postes d'observation, échelonnés dans les différentes villes du Littoral et dans les stations d'altitude qui dominent Nice (Beuil et Péone, 1.400 mètres).

Les observations de M. VALLOT, établies concurremment au Mont Blanc et à Nice, s'ajoutant à celles de MM. EIFFEL à Beaulieu, CHIAÏS à Menton, DE VALCOURT, DIETERLEN et DUPAIGNE à Cannes, ont permis d'effectuer une série de constatations qui, corroborant les faits signalés par FESSEYRE, BARETY, BOUSQUET, SARDOU, à Nice, et VIDAL, à Hyères, ont permis d'élucider entièrement des problèmes, dont l'intérêt n'échappera à aucun des médecins qui s'intéressent à l'Héliothérapie.

Le raisonnement sur lequel est basée la croyance à la supériorité des stations d'altitude est le suivant : « Les « rayons du spectre solaire les plus actifs en biologie, sont « les rayons chimiques, c'est-à dire les rayons violets et « ultra-violets. Or, l'atmosphère ne les laisse que diffi- « cilement passer : par conséquent, plus l'épaisseur de « l'atmosphère est grande et moins l'on rencontre de « rayons chimiques. Par suite, plus l'altitude est élevée, « et plus le pouvoir thérapeutique des radiations solaires « reste grand. »

Nous allons voir que ce raisonnement est purement théorique et que sa valeur pratique est nulle (ce qui est le cas, d'ailleurs, pour bien d'autres raisonnements, lorsqu'on les applique à la thérapeutique, car la médecine est une science d'observation et non de raisonnement). Pour ce, il est nécessaire d'exposer, dans leur ensemble (bien que dans une forme très résumée), les notions générales d'Héliologie que nous possédons aujourd'hui, et qui doivent désormais servir de base à l'Héliothérapie.

∴

Le rayon solaire n'est pas « un ». Il est composé d'un grand nombre de radiations. Toutes ces radiations sont des forces (comme les radiations électriques, les ondes sonores), se transmettant de proche en proche, jusqu'à ce qu'un objet matériel les arrête, les réfléchisse, les absorbe, ou les transforme. Ces radiations sont donc identiques par leur nature, mais elles se différencient par la longueur et le nombre de leurs ondes ou vibrations. Plus l'onde est courte, plus le nombre des ondes est grand en un temps donné et, par conséquent, plus la vitesse de ces ondes, ou vibrations, est grande.

De ces différences de longueur d'ondes, ou de vitesse de vibrations, résultent des différences correspondantes dans la force de pénétration, dans la réfraction, et dans les effets produits par la radiation. Par exemple, les radiations, dont les longueurs d'ondes vont de 0μ40 à 0μ80 (soit du simple au double), donnent à notre œil l'impression de lumière, alors que les radiations, d'une longueur d'onde inférieure ou supérieure, ne la donnent pas. Cette propriété spéciale n'est, d'ailleurs, perçue que par l'œil, et les autres effets des radiations dites « lumineuses » ne se différencient pas des effets des radiations obscures, sur tous les autres corps.

Le rayon solaire renferme toutes les radiations lumineuses de 0μ40 (violet) à 0μ80 (rouge), mais il renferme aussi beaucoup d'autres radiations que notre œil ne perçoit pas. Ces radiations s'étendent de la longueur d'onde 0μ30 (ultra-violet), à la longueur d'onde 20 μ (infrarouge). Encore ces deux limites sont-elles imputables à l'action de l'atmosphère terrestre, qui arrête un grand nombre de radiations solaires, surtout aux deux extrémités du spectre. On admet que le spectre solaire, dans son entier (c'est-à-dire l'ensemble des radiations qui le composent, considérées comme si elles étaient placées les unes à côté des autres, ainsi qu'elles le sont après leur réfraction par le prisme), comprend : dans 86 % de son étendue, des radiations infrarouges ; dans 13 % de son étendue, des radiations lumineuses; et dans 1 % seulement, des radiations ultra-violettes. Notre œil ne perçoit donc que 13 % du spectre solaire.

Les radiations infrarouges et une partie des radiations lumineuses (soit de 20 μ à 0 μ 50) produisent la chaleur; — les radiations lumineuses et obscures, qui s'étendent de 0 μ 50 à 0 μ 30, produisent les effets chimiques — la dégradation et la transformation de ces énergies se faisant d'ailleurs insensiblement, et sans qu'il y ait de limite précise entre elles.

Malgré le développement des radiations calorifiques, qui sont de beaucoup les plus nombreuses dans le spectre solaire, l'on admet, cependant, que ce sont les radiations chimiques qui exercent l'action principale sur les phénomènes de la vie. Ce sont elles qui provoquent la synthèse et la décomposition des corps fabriqués par la matière vivante, — ce sont elles qui stérilisent ou exaltent les cultures microbiennes, — ce sont elles qui provoquent la respiration chlorophyllienne, — qui sont la cause des lésions dites « coups de soleil », — ce sont elles enfin qui, pour une grande part, exercent l'action thérapeutique que l'on reconnait à la lumière solaire.

Il y a donc un intérêt particulier à savoir comment ces radiations chimiques sont distribuées dans les différents climats : notamment, on a supposé qu'elles étaient plus abondantes dans les climats d'altitude, parce que la couche d'air y est moins épaisse.

Nous avons dit, en effet, que l'atmosphère arrêtait les radiations extrêmes du spectre solaire (infrarouge et ultra-violet). Cette déperdition est surtout apparente du côté de l'infrarouge (rayons calorifiques), mais elle existe aussi du côté de l'ultra-violet (rayons chimiques). Il est, d'ailleurs, heureux que l'atmosphère agisse ainsi, car, s'il en était autrement, nous serions rapidement brûlés par la chaleur solaire totale qui nous arriverait durant le jour, et glacés pendent la nuit par le rayonnement terrestre complet. La température à la surface de la terre oscillerait, en vingt-quatre heures, de l'eau bouillante à l'air liquide ! Quant aux radiations ultra-violettes totales, leur action stérilisante aurait vite fait de supprimer toute vie de la surface de la terre !

L'atmosphère n'est donc pas un obstacle à la cure solaire, pas plus qu'elle n'est un obstacle à la vie : elle est la condition indispensable de l'une et de l'autre. Par suite, les climats dont les conditions atmosphériques doivent être, *a priori*, considérés comme les plus favorables à l'Héliothérapie, seront ceux où l'homme a trouvé les conditions les plus favorables à sa vie naturelle, et non point les climats extrêmes, auxquels il ne s'adapte qu'avec effort, et où sa résidence habituelle est exceptionnelle.

D'autre part, les expériences des physiciens montrent que l'absorption des rayons solaires par l'atmosphère ne prend des proportions exceptionnelles que par le fait de vapeurs d'eau condensées, fumées, brouillards, poussières, bref, tout ce qui s'accumule dans les bas-fonds et que l'on a justement nommé « vase atmosphérique ». Ces mêmes expériences montrent encore que, dans une atmosphère pure, les différences d'altitude auxquelles l'humanité est habituellement soumise sont de peu d'importance ; ainsi une différence d'altitude de 1 000 à 2.000 mètres ne se traduit que par des différences d'absorption globales de 5 à 10 % sur tout le rayon solaire, pratiquement nulles, par conséquent. Aucune expérience, n'a, jusqu'ici, démontré que les rayons chimiques étaient absorbés ou détruits d'une manière spéciale et dans de plus larges proportions que les autres, par l'épaisseur de l'atmosphère, et les expériences de M. VALLOT, au Mont Blanc, ont même démontré le contraire (1). La croyance que les rayons chimiques sont proportionnellement plus rares à la mer qu'à la montagne n'est donc qu'une hypothèse, que des mensurations précises ont démontrée inexacte.

On doit admettre, par conséquent, que les radiations solaires ont toute l'énergie possible et souhaitable dans une atmosphère pure, quelle que soit l'altitude, et que

(1) J. VALLOT. — C. R. Académie des Sciences, 22 juillet 1912, Paris.

l'héliothérapeute doit simplement éviter les fonds de vallée, les climats brumeux, les ciels couverts, les grandes villes avec leurs fumées et leurs poussières.

Pratiquement, cette pureté atmosphérique est, le plus souvent, réalisée sur les bords de la mer et sur les sommets des montagnes. Mais la comparaison du nombre des heures et des jours d'insolation, dans ces deux régions, est à l'avantage du climat maritime : en effet, les sommets et les flancs des montagnes, où les stations d'altitude se sont installées, ont, nécessairement, un horizon restreint par le profil des montagnes environnantes. C'est ainsi, par exemple, qu'au mois de décembre, le nombre des heures d'insolation est de 155 sur le Littoral et de 87 seulement à Davos. Pour l'année entière, le nombre des heures d'insolation est de 2.625 sur le Littoral et de 1.786 à Davos. Cette restriction de l'horizon n'agit pas seulement sur le nombre d'heures d'insolation. Pendant ces heures, elle s'oppose aussi à l'action réfléchissante de toute une partie de la voûte céleste. Or, cette action est loin d'être négligeable, puisqu'elle peut représenter jusqu'à un tiers de la radiation totale, pendant une journée de ciel clair. (VALLOT.)

La comparaison des températures est plus désavantageuse encore pour la montagne. En effet, le rayon de soleil n'a pas de température propre, car la température est une propriété de la matière, et le rayon de soleil est une force. Cette force produit, nous l'avons dit, dans les corps qu'elle rencontre, de la chaleur, de l'énergie chimique, et, dans notre œil, la sensation de lumière. Cette chaleur, que le rayon de soleil apporte, croît avec la durée de son action sur le corps à insoler, et diminue avec le refroidissement de ce corps dans l'air ambiant. Plus cet air ambiant est froid, et moins l'échauffement du corps insolé sera sensible. Or, l'expérience montre que l'apport en calories fourni par le rayon solaire ne varie pas de plus d'un à deux dixièmes, entre le niveau de la Méditerranée et celui du Mont Blanc, tandis que la température moyenne de l'air ambiant, pendant l'hiver, varie de — 13 degrés à + 16 degrés, entre Davos et le Littoral, pris comme points de comparaison. Avec un rayon de soleil à peu près égal, et une température ambiante aussi différente, l'effet calorifique obtenu ne sera évidemment pas le même.

Or, les expériences de M. et de Mme VALLOT (1) ont montré que, avec une élévation de température minime du corps insolé (2 degrés), l'action chimique du rayon solaire est doublée, toutes autres conditions restant égales. L'action thérapeutique est donc puissamment modifiée par l'échauffement, qui agit non seulement par lui-même, mais en multipliant l'effet chimique concomitant. Cette notion nouvelle, et d'une importance capitale, montre quelle erreur l'on commet lorsqu'on représente l'Héliothérapie associée à l'air froid, à la neige. C'est là un pis aller, préférable, assurément, à l'absence complète du soleil ou au soleil pâle et inactif des pays brumeux, mais qui reste un pis aller, et ne peut, en aucune façon, apparaître comme égal ou supérieur à l'Héliothérapie normale, en climat tempéré. Les sportmen, les sujets vigoureux, à vie active, pourront donc préférer la montagne, si tel est leur goût; mais les malades et les valétudinaires devront évidemment préférer la mer et le rivage ensoleillés, au point de vue héliothérapique.

Les trois éléments nécessaires et suffisants pour réaliser les meilleures conditions de l'Héliothérapie sont donc : 1° la présence des rayons solaires ; 2° la sécheresse et la pureté de l'atmosphère ; 3° une température assez élevée de l'air ambiant et du rayon solaire, d'abord parce que la quantité des rayons calorifiques et chimiques est parallèle dans ledit rayon, ensuite parce que l'effet des radiations chimiques est multiplié par l'action des radiations calorifiques, et que cette action est fonction de la température ambiante.

Partout où ces trois conditions seront réalisées, l'Héliothérapie pourra être pratiquée dans la meilleure situation. Si la seconde ou la troisième condition font défaut,

(1) J. et G. VALLOT. — *Annales de l'Observatoire du Mont Blanc*, 1898, t. III.

l'Héliothérapie pourra être pratiquée encore, mais dans une situation évidemment moins bonne.

Enfin, l'on n'a pas craint d'aller jusqu'à dire que la première condition n'était pas indispensable ! Une voûte de nuages, un ciel gris ou blanc, sans un rayon de soleil, permettent, évidemment, de faire de l'Héliothérapie, comme ils permettent de faire de la photographie, puisque l'on y peut disposer des rayons diffusés ou réfléchis dans les nuages. Mais ce n'en est pas moins un paradoxe de vouloir faire de l'Héliothérapie sans soleil. La durée de l'exposition ne supplée pas à l'intensité de la lumière, pas plus en Héliothérapie qu'en photographie. Qui donc, hormis les intéressés, admettra que l'on peut obtenir les mêmes résultats, en opérant dans des conditions si différentes !

L'on peut donc faire de l'excellente Héliothérapie en plaine, en montagne, près de la mer ou sur la mer, pourvu que les conditions que nous venons d'énumérer y soient réalisées et sans qu'il y ait lieu, *a priori*, de préférer l'une de ces trois situations. Mais c'est sur la Riviera que ces conditions favorables sont le plus fréquemment réunies. (V. Tableaux I et II.)

TABLEAU I

Nombre de jours ensoleillés par mois (1).

	Davos	Leysin	Nice	Pau
Janvier	21	19	22	20
Février	19	20	20	20
Mars	22	24	25	25
Avril	20	25	24	24
Mai	21	27	27	25
Juin	20	27	28	24
Juillet	22	29	30	27
Août	24	29	30	26
Septembre	22	26	30	26
Octobre	21	24	23	24
Novembre	20	20	24	21
Décembre	20	18	24	18
Total annuel	253	288	307	280

(1) Quel que soit le temps pendant lequel le soleil s'est montré chaque jour.

TABLEAU II

Moyenne des Températures (à l'ombre) pour chaque mois.

	Davos	Montreux	Nice	Pau	Venise
Janvier	— 7·1	1·1	9·8	5·5	2·6
Février	— 5·3	2·4	8·9	6·7	4·7
Mars	— 2·8	5·	11·8	9·5	7·9
Avril	2·1	9·5	12·7	11·7	12·8
Mai	6·6	14·6	16·2	15·2	17·5
Juin	10·2	17·2	20·	18·2	22·
Juillet	12·1	19·2	22·3	20·7	24·2
Août	11·4	18·4	22·8	20·7	23·4
Septembre	8·3	15·3	19·7	18·3	19·8
Octobre	3·5	10·5	16·4	13·9	14·9
Novembre	— 1·6	3·7	13·1	9·5	8·4
Décembre	— 6·	2·2	10·9	7·4	4·
Moyenne annuelle	2·5	10·	15·5	13·1	13·5

Dans la montagne, quel que soit le degré des avantages relativement à la première et à la seconde condition (et ces avantages varient beaucoup avec le lieu et la saison), il y aura toujours une cause d'infériorité résultant de la troisième condition.

Pour ce qui concerne les plaines, l'on ne peut établir de règles générales, car leur situation, leur altitude, leur voisinage, leur ventilation, sont trop variables pour cela : c'est-à-dire que chaque plaine, chaque plateau (comme chaque versant de chaque montagne) devrait être l'objet d'une étude climatologique spéciale.

Il n'en est pas de même de la mer ou du rivage, qui présentent, dans chaque région, une homogénéité climatérique remarquable. Ainsi, sur une longueur de 200 kilomètres environ, d'Hyères à Menton, et sur une profondeur de plusieurs kilomètres (variant avec le point choisi), le climat de la Riviera est pratiquement le même, et ce n'est pas un petit avantage, que nous devons aux climatologistes, de l'avoir démontré! Ainsi, les discussions entre villes perdent tout intérêt. Tout au plus peut-on dire que la température va croissant de quelques degrés, et les vents diminuant, à mesure que l'on avance vers l'Est, avec un point maximum à Menton, pour suivre ensuite une marche inverse, mais beaucoup plus rapide, en entrant en Italie. Mais ce sont là des différences qui, du côté français, sont si progressives et réparties sur une telle longueur du territoire, qu'elles sont pratiquement à peu près négligeables (1).

Beaucoup plus importantes sont les irrégularités résultant de conditions très localisées, telles que la disposition d'un ravin, le cours d'un torrent, l'orientation d'une maison, d'une muraille rocheuse, etc., qui créent, à quelques centaines de mètres de distance, des différences assez marquées pour que les malades doivent apporter plus d'attention au choix de leur demeure et à la direction de leurs promenades, qu'à celui de la localité qui leur servira de résidence. Les appellations de *Californie* ou de *petite Afrique*, qui reviennent en plusieurs points du Littoral, montrent que les habitants et les malades ont pris garde à ces faits. C'est donc à l'étude de ces petits détails locaux qu'il faudra pratiquement s'attacher pour le choix d'une résidence, bien plus qu'à rechercher des différences entre les stations qui, dans la pratique médicale, doivent être considérées comme à peu près semblables.

Les travaux des météorologistes nous montrent aussi que les reproches adressés à quelques grandes villes du Littoral ne s'appliquent qu'à certains points très limités de ces villes, et qu'il suffit d'éviter ces points pour trouver des conditions tout autres. A cet égard, certains quartiers périphériques de Nice, les collines qui environnent cette ville, de même que certains quartiers de Cannes, Grasse, Hyères, Menton, doivent être considérés comme offrant des résidences sensiblement égales, quels que soient les qualités et les défauts inhérents à la ville elle-même, que le malade évitera aisément en ne se logeant pas au cœur de cette ville (2).

---

(1) Notons cependant une accentuation plus sensible de ces différences à l'est de l'Esterel qu'à l'ouest.

(2) L'on a coutume de publier, dans les journaux quotidiens, comme température du Littoral, celle qui est fournie par l'Observatoire du

§ II. — De l'unification des mesures et notations.

Parmi les travaux actuellement entrepris par la Société médicale du Littoral, se trouve encore la mise au point des indications héliologiques comparées, fournies par les stations climatiques. Pour effectuer cette mise au point, deux éléments sont indispensables : 1° la publication, par les stations, de mensurations exactes et régulières; 2° l'adoption, par toutes les stations, d'unités et de procédés de mesures semblables.

Pour répondre au premier de ces deux desiderata, la Société médicale du Littoral a adressé, aux différentes stations climatiques, un questionnaire, auquel plusieurs d'entre elles ont bien voulu répondre (1), en fournissant les renseignements qu'elles possédaient déjà, et en indiquant les sources auxquelles elles pouraient continuer à puiser (observatoires, stations, appareils, etc.). — Pour répondre au second desideratum, qui a pour but de rendre facilement compréhensibles et com-

---

Mont Gros, aux environs de Nice, à 640 mètres d'altitude. Est-il nécessaire de faire remarquer que cette température de station d'altitude n'indique pas plus celle de Nice et du Littoral, stations hivernales, que les températures des Observatoires du Puy de Dôme et du Pic du Midi n'indiquent celles de Royat et de Bagnères, l'été?

(1) Nous donnons, dans les tableaux ci-joints, les résultats de cette enquête. Certaines stations (comme Davos, Biarritz), publient déjà des bulletins périodiques, fournissant de nombreux renseignements. Il serait souhaitable que d'autres stations suivissent cet exemple, après unification des procédés de mesures et notations. Les renseignements que nous publions nous ont été obligeamment fournis par M. J. VALLOT, directeur de la Station météorologique de Nice, pour cette ville; par M. le Dr JACQUEROD, pour Leysin (d'après la Climatologie hivernale du Dr SECRETAN) ; par la Station météorologique de Montreux, pour cette ville; par M. le Prof. CERESOLE, directeur de l'Observatoire de climatologie du Lido, pour Venise; par MM. les Drs GOUDART et CHAUMAT (d'après l'Observatoire de météorologie du Dr H. MEUNIER), pour Pau. Pour DAVOS, nous avons reproduit les indications données par les tableaux mensuels et annuels publiés par la Station météorologique de cette ville. Nous n'avons pu réunir de renseignements suffisamment complets dans les périodiques de Biarritz.

Toutes les moyennes que nous publions ont été établies sur plusieurs années, au minimum trois, et quelquefois beaucoup plus (jusqu'à trente).

Les stations qui ne figurent pas dans nos tableaux sont celles qui ne nous ont pas fourni de renseignements suffisants.

parables entre elles les indications fournies par les différentes stations, la Société médicale a chargé un de ses membres, déjà connu par ses observations personnelles, M. le Dr Dupaigne (de Cannes), de faire une étude critique de tous les procédés ou méthodes d'observation et notation, actuellement employés dans les Stations, les observatoires, etc., et d'en déduire, sous forme de propositions, un exposé des meilleurs modes de mesure et de la terminologie la plus claire et la plus exacte. Ces propositions, après examen et discussion par la Société, seront transmises à toutes stations climatiques. Il est souhaitable qu'après un échange de vues entre ces stations et la Société médicale du Littoral, le langage soit unifié et des notations équivalentes adoptées partout, car la variété actuelle des observations et des expressions favorise de nombreuses erreurs.

En voici deux qui nous serviront d'exemples :

Chaque jour, en tout lieu (sauf aux pôles), le soleil est visible théoriquement, pendant une durée de x heures, au-dessus de l'horizon. Cette durée exprime l'*insolation possible*, dite encore « durée théorique ou durée astronomique de l'insolation ». Mais, par le fait des montagnes, des nuages, des vapeurs, etc., le soleil n'est, en général, visible que pendant une partie de cette durée. C'est l'*insolation réelle*, la seule qui importe en Héliothérapie. Le rapport entre l'insolation réelle et l'insolation possible est ce que l'on appelle la *fraction d'insolation*, et c'est elle qui exprime la véritable valeur du climat choisi, pour l'héliothérapeute.

Sur le Littoral, les calculs destinés à établir la durée réelle de l'insolation ont été faits à plusieurs reprises et avec un grand souci d'exactitude. Ils ont abouti à une fraction moyenne de 0,55 pour l'hiver, c'est-à-dire que le soleil est réellement visible et utilisable pendant plus de la moitié des heures où il doit, astronomiquement, se montrer au-dessus de l'horizon.

TABLEAU III

Moyenne des nombres d'heures de soleil par mois (1).

	DAVOS	LEYSIN	MONTREUX	NICE	PAU	VENISE
Janvier	102	131	68	139	126	»
Février	106	117	93	166	126	»
Mars	152	135	122	187	169	»
Avril	159	»	150	223	175	»
Mai	178	»	170	240	206	»
Juin	181	»	185	327	203	»
Juillet	206	»	229	372	239	»
Août	209	»	223	326	242	»
Septembre	172	»	149	253	209	»
Octobre	136	»	111	179	163	»
Novembre	102	118	69	156	124	»
Décembre	87	126	54	157	92	»
Total annuel	1.790	»	1.621	2.725	2.076	2.400

TABLEAU IV

Moyenne des fractions d'insolation par mois.

Rapport entre l'insolation possible et l'insolation réelle (2).

	DAVOS	LEYSIN	MONTREUX	NICE	PAU	VENISE
Janvier	0.56	0.55	0.304	0.50	0.43	»
Février	0.53	0.45	0.388	0.56	0.43	»
Mars	0.53	0.45	0.402	0.52	0.45	»
Avril	0.49	»	0.42	0.53	0.43	»
Mai	0.48	»	0.435	0.53	0.45	»
Juin	0.49	»	0.481	0.72	0.44	»
Juillet	0.55	»	0.578	0.80	0.51	»
Août	0.59	»	0.581	0.76	0.56	»
Septembre	0.57	»	0.481	0.69	0.55	»
Octobre	0.57	»	0.40	0.53	0.47	»
Novembre	0.55	0.49	0.314	0.59	0.42	»
Décembre	0.52	0.60	0.273	0.57	0.32	»
Moyenne annuelle	0.53	»	0.421	0.61	0.455	0.60

(1) Nous n'avons pas indiqué les minutes, car la plupart des stations ne les ont pas notées. Pour celles qui en ont fourni l'indication, nous avons compté une heure, toutes les fois que le nombre des minutes était supérieur à 30, et 0 heure, toutes les fois que ce nombre était inférieur à 30.

(2) Nous rappelons que ces chiffres ne peuvent être comparés, d'une station à l'autre, qu'autant que ces stations auront pris comme insola-

Dans les stations d'altitude, par le fait des montagnes qui masquent une partie de l'horizon (car les stations ne peuvent être établies au sommet de la montagne la plus élevée et sont généralement au flanc de l'une d'entre elles), la durée de l'insolation est déjà nécessairement réduite. Comme le nombre des jours ensoleillés est aussi moins nombreux que sur le Littoral, par suite de différences climatériques (brumes, brouillards, nuages, etc.), il s'ensuit que la durée réelle de l'insolation, comparée à la durée astronomique possible pendant la même saison, pour une station de même latitude, donne une fraction relativement petite. Pour l'augmenter, on compte, comme durée possible d'insolation, non plus la durée astronomique, mais la durée limitée par les montagnes environnantes. Le rapport entre l'insolation possible, ainsi calculée, et l'insolation réelle, change naturellement, et la fraction d'insolation s'améliore. Par ce procédé, Davos peut fournir une fraction de 0,53, qui rivalise, par conséquent, avec la fraction d'insolation du Littoral.

Ainsi, supposons que la durée astronomique d'insolation soit de 9 heures, pour un jour déterminé et sous la même latitude, dans une station d'altitude et à Nice, et que le soleil ait brillé, ce jour-là, pendant 6 heures dans les deux stations. La fraction vraie sera de 6/9, c'est-à-dire 0,66 pour les deux stations. Mais si les montagnes de la station d'altitude enlèvent 1 h. 1/2 d'insolation le matin et 1 h. 1/2 le soir, la durée possible n'y est plus que de 6 heures. Et si ce chiffre de 6 heures est pris

---

tion possible la durée astronomique, constante pour une même latitude (comme Nice, Pau, et probablement Montreux), et non une durée d'insolation variable avec la forme de l'horizon (comme Davos et Leysin). Pour pouvoir être comparés aux précédents, les chiffres fournis par ces dernières stations (Davos-Leysin) devraient être abaissés d'environ 0,15 pour Davos et 0,10 pour Leysin, au moins pendant les mois où le soleil est très oblique (octobre à mars). Il suffit de comparer, d'ailleurs, par exemple, une à une, les fractions de la colonne Davos à celle de la colonne Nice, pour constater que lorsque le soleil se rapproche de la perpendiculaire (avril-septembre), l'écart normal entre les fractions tend à se rétablir, tandis qu'il disparaît pendant les mois d'obliquité, ce qui s'explique aisément, en prenant comme insolation possible l'insolation réduite par l'horizon montagneux.

comme durée possible, au lieu de la durée astronomique, la fraction d'insolation, pour la station d'altitude, devient 6/6 = 1. Avec la même durée de soleil, la station d'altitude paraît donc avoir eu une insolation supérieure de 0,39 à celle de Nice! C'est ce procédé de calcul qui est employé pour nombre de stations d'altitude.

En fait, nous ne connaissons pas la véritable fraction d'insolation de Davos et de bien d'autres stations d'altitude, pour cette raison, puisque nous ne connaissons pas la quantité d'heures dont l'on a réduit la durée astronomique d'insolation, en raison de l'ombre portée par les montagnes qui bornent l'horizon. Nous savons seulement que le nombre d'heures d'insolation réelle de Davos est de 87, pour le mois de décembre tout entier (le plus faible), alors qu'il est de 157 pour Nice, durant le même mois (tableau III, page 44). Cela suffit pour que nous sachions que la fraction de Nice étant de 0,57 pour ce mois, celle de Davos ne peut être de 0,52, en calculant sur les mêmes bases. (Tableau IV, p. 44.) Ce chiffre ne peut donc être utilisé pour des comparaisons.

Voici maintenant une seconde erreur :

Si l'on expose au soleil divers thermomètres, qui donneront tous le même degré à l'ombre, on constate qu'ils marquent des degrés très différents au soleil. Cela tient à leur échauffement variable, suivant leur volume, la matière dont ils sont faits, leurs supports, la coloration du liquide, du réservoir, etc. (1). A Nice, un instrument spécial a été construit, pour cette raison, en vue de marquer régulièrement les températures au soleil (2), puisque les thermomètres ordinaires ne peuvent servir à cet usage. Dans les stations d'altitude, ainsi que dans certains observatoires, on utilise, au contraire, des thermomètres ordinaires, à boule noircie et placée dans le vide. Or, ces instruments sont précisément ceux qui donnent les plus

(1) J. Vallot et M. Faure. — Les règles physiques de l'Héliothérapie. *Presse médicale*, n° 28, 8 avril 1914 (Masson, éd., Paris).

(2) M. Faure. — Température à l'ombre et température au soleil. L'Héliothermomètre de Vallot, Société de Médecine de Nice, mai 1914. (1 brochure Maloine, rue de l'Ecole-de-Médecine, Paris; et Imprimerie de l'*Eclaireur*, avenue de la Gare, à Nice.)

fortes variations au soleil (20° et plus). En choisissant donc, parmi plusieurs instruments, celui qui donne les plus hautes températures, on peut facilement indiquer, comme température au soleil, 55°, avec un thermomètre dans le vide, au moment où le thermomètre régulier, employé à Nice, marquera 35°. C'est ce qui a lieu, en effet, et c'est ce qui explique les énormes températures au soleil fournies par diverses stations d'altitude, dépassant de beaucoup les températures que l'on observe sur le Littoral. Là encore, des comparaisons instructives sont rendues impossibles par la différence des méthodes d'observation.

La nécessité d'unifier les bases de mesure et les instruments que l'on utilise pour mesurer est donc évidente, et les intentions de la Société médicale du Littoral, à cet égard, ne peuvent qu'être approuvées, partout où l'on désire faire des études sérieuses et véridiques (1).

TABLEAU V

Température à Nice.

Moyennes mensuelles des minima et des maxima.

		1911	1912	1913	Moy.			1911	1912	1913	Moy.
Janv.	min.	4.6	7.0	6.6	6.1	Juille	min.	19.7	17.8	16.7	18.2
	max.	13.8	12.8	14.2	13.6		max.	27.9	26.8	24.9	26.5
Févr.	min.	5.1	6.9	5.2	5.7	Août.	min.	21.5	16.4	18.5	18.8
	max.	14.2	14.7	13.3	14.1		max.	29.4	23.2	26.0	26.9
Mars.	min.	6.8	8.4	8.4	7.9	Sept.	min.	18.0	13.1	16.1	15.7
	max.	15.4	16.6	15.4	15.8		max.	26.3	21.1	24.0	23.8
Avril.	min.	8.6	8.6	9.4	8.9	Oct..	min.	12.6	11.8	13.6	12.7
	max.	17.0	16.4	16.2	16.5		max.	20.4	19.6	20.7	20.2
Mai..	min.	12.8	12.5	12.7	12.7	Nov..	min.	10.4	6.7	10.2	9.1
	max.	19.8	19.5	20.2	19.8		max.	18.0	15.2	18.5	17.2
Juin.	min.	16.0	15.4	17.1	16.2	Déc..	min.	7.7	5.9	6.2	6.6
	max.	24.0	23.1	24.6	23.9		max.	15.2	15.0	15.4	15.2

(1) Aux 4 tableaux résumant les renseignements résultant de l'enquête de la Société médicale, nous joignons les deux tableaux suivants (V et VI) fournissant l'état du ciel à Nice et les moyennes thermiques mensuelles des maxima et minima, d'après les observations de M. VALLOT (Station météorologique de Nice), et pour les trois dernières années, la position de la station centrale de Nice permettant de considérer ces chiffres comme des moyennes de ceux des stations du Littoral.

TABLEAU VI

Etat du ciel à Nice (1).

(Nombre de jours.)

		1911	1912	1913	MOY.			1911	1912	1913	MOY.
Janvier.	B	14	1	10	8.3	Juillet..	B	17	14	20	17.0
	N	12	15	14	13.6		N	14	16	10	13.3
	C	5	5	7	9.6		C	0	1	1	0.7
Février.	B	11	6	14	10.3	Août...	B	14	13	14	13.7
	N	12	14	4	10.0		N	16	17	16	16.3
	C	5	9	10	8.0		C	1	1	1	1.0
Mars...	B	7	8	8	7.7	Sept....	B	15	11	9	11.7
	N	17	19	16	17.3		N	14	18	17	16.3
	C	7	4	7	6.0		C	1	1	4	2.0
Avril...	B	11	8	6	8.3	Octobre.	B	4	12	13	9.7
	N	15	15	16	15.3		N	18	11	12	13.6
	C	4	7	8	6.3		C	9	8	6	7.7
Mai....	B	5	4	8	5.7	Nov....	B	4	10	10	8.0
	N	20	23	20	21.0		N	20	15	14	16.3
	C	6	4	3	4.3		C	6	5	6	5.7
Juin...	B	16	11	14	13.7	Déc.....	B	7	15	7	9.7
	N	11	18	14	14.3		N	13	13	18	14.6
	C	3	1	2	2.0		C	11	3	6	6.7

B = beau, ciel sans nuages.
N = nuageux, ciel bleu avec plus ou moins de nuages.
C = couvert, aucun soleil.

(1) L'ensoleillement a été enregistré avec l'héliographe de CAMPBELL.

CHAPITRE III

HÉLIOTHÉRAPIE

§ I

Au moment d'examiner l'état actuel de l'Héliothérapie, telle qu'elle est pratiquée sur le Littoral, nous devons combattre encore une opinion erronée, non moins souvent exprimée que celles que nous avons dû combattre déjà.

On nous dit : « Sans doute, la Riviera est un lieu idéal « pour la cure solaire : ciel bleu, pureté de l'atmosphère, « durée de l'insolation, température tiède, décor magni- « fique pour la cure de plein air ; l'on y trouve tout cela, « et bien d'autres choses, mais il n'y a pas d'installations « convenables ; les malades ne savent où demeurer et « nous ne savons où les adresser ! »

Il est aisé de montrer que c'est précisément de la multiplicité des installations, de leur quantité presque incalculable, que viennent cette ignorance et cet embarras, et non point de la disette des locaux propres à recevoir les patients. En effet, remontons le cours de l'histoire, et imaginons un instant Nice, Cannes, Menton, St-Raphaël, Villefranche, Monaco, Roquebrune, réduits à de pauvres villages de pêcheurs ; Beaulieu, Monte-Carlo, n'existant pas encore, non plus que toutes les petites stations naissantes, non plus que toutes les somptueuses villas qui forment, aujourd'hui, de l'Estérel à la frontière italienne, une ligne presque ininterrompue. Bref, ramenons la Riviera à son aspect quasipréhistorique, tel que celu qu'offrait, il y a peu d'années, la côte du Maroc, par exemple. Sur un littoral aussi barbare, évidemment, il n'y aurait pas d'installations propices à recevoir des malades modernes !

Mais construisons, par la pensée, sur cette Riviera dénudée, un moderne hôtel-sanatorium, un seul, égal aux meilleurs. Qui ne voit qu'avec un peu de publicité, cet hôtel-sanatorium représentera incontestablement un type, un modèle supérieur à tous les autres par sa situation, que médecins et malades le fréquenteront à l'envi, et que son nom aura tôt fait d'être connu dans tout l'Univers! Et, poursuivant notre rêve, entourons cet hôtel-sanatorium de villas somptueuses, n'aurons-nous pas ainsi créé la Cité idéale pour la cure d'air et de soleil, libre ou fermée? Mais si, suivant toujours notre pensée, nous doublons cette premièr› cité par une deuxième semblable, puis par deux autres, puis par d'autres encore jnsqu'à couvrir tout le Littoral d'hôtels et de villas, toujours ensoleillés et fleuris, et de toutes les catégories possibles, riches et pauvres, petits et grands, bien et mal agencés, bien et mal tenus, nous aboutirons à ce résultat, qu'au point de vue de la publicité, au point de vue des médecins et des malades isolés qui recherchent un lieu précis de cure sans connaître exactement la Riviera, nous serons à peu près dans la même situation que si nous n'avions rien!

C'est ce qui s'est passé au moment de la construction des sanatoria d'altitude. Dans des paysages montagnards, où n'existaient que de pauvres villages de bergers, où personne n'aurait pu séjourner, l'on a construit brusquement un ou deux somptueux hôtels et quelques villas confortables. La petite cité ainsi créée, sans rien auprès d'elle, adaptée aux besoins des malades pour qui elle était faite, sans autre clientèle qu'eux, entourée d'une publicité adroite, a, naturellement, attiré l'attention de tous. Dans le même temps, l'on a construit cinquante hôtels, cent villas et deux cents maisons confortables sur le Littoral, et tout cela est passé inaperçu!

Il est inutile de redire ici ce que Landouzy, A. Robin, Huchard et les médecins du Littoral ont dit en faveur du home-sanatorum, créé à peu de frais par le malade installé en villa. Nous en avons tous connu ainsi, les uns avec une maisonnette d'un loyer de 600 francs et une seule domestique, les autres avec une villa de 10.000 francs et un nombreux personnel, qui accomplissaient leur cure le mieux du monde.

En dehors de ces installations privées, que beaucoup de malades peuvent aisément réaliser, la chambre et le jardin de la pension de famille ou de l'hôtel peuvent atteindre au même idéal. Certaines villas, certains hôtels, ont même été construits ou aménagés spécialement dans ce but, de sorte que l'effort d'adaptation du médecin et du malade s'y réduit presque à zéro. Ce sont (en dehors de l'hôpital Renée-Sabran, d'Hyères, et de l'Asile Dollfus, de Cannes, pour la clientèle indigente) San-Salvadour et le Mont des Oiseaux, à Hyères, Sylvabelle, dans le Var (Monteuuis) la Cité d'Héliopole, en projet à St-Raphaël (Godin), le Sanatorium de la Mantega, à Nice (Malgat), la Villa Santa-Maria, à Cannes (Pascal et Cavasse), la Villa du Méridien, à Cannes (Jouffray), la Clinique des Vallergues, à Cannes (Faux), la Villa du Repos, à St-Antoine, près Nice (Monteuuis), la Villa Émeraude, à Monte-Carlo (Sorel), l'Hermitage, à Menton (Gallot), le Sanatorium du Gorbio, à Menton (Malibran) (et nous en oublions certainement!). Ce sont encore, parmi les fondations hospitalières, les Galeries de cure de l'Hôpital St Roch, à Nice (Grinda et d'Œlsnitz), l'Hôpital Barriquand, à Menton (Malibran et Bernard), l'Hôpital de la Principauté, à Menton (Caillaud), la Clinique d'Essling, à Nice (Schmid), le Dispensaire Lenval, à Nice, enfin et surtout le merveilleux Hôpital Pasteur, en construction à Nice (Grinda), qui sera le modèle du genre. Il faudrait encore ajouter, à cette longue énumération, bien des hôtels ou pensions de la côte, comme ceux de la périphérie de Nice par exemple, qui s'aménagent d'année en année spécialement pour la cure, au fur et à mesure que la demande devient plus grande (Hôtels du Belvédère et du Czarewitch au Parc Impérial, du Mont Boron, de Cimiez, etc.). Que manque-t-il à ces établissements pour avoir la vogue de ceux des stations d'altitude? Simplement une publicité plus adroite, et le concours des médecins de Paris et du dehors.

§ II. — Héliothérapie chirurgicale.

Si l'on examine, dans leur ensemble, les études d'Héliothérapie appliquée aux affections chirurgicales (c'est-à-dire essentiellement aux tuberculoses osseuses et ganglionnaires de l'enfance) et les résultats fournis par les établissements du Littoral dans ce domaine, nous constatons qu'ils sont comparables à ceux de la cure marine, telle que Berck et Hendaye nous les ont fait connaître. L'Héliothérapie n'a donc produit une révolution, pour la cure de ces affections, que dans l'esprit des médecins qui n'étaient pas au courant de l'histoire médicale du Littoral, non plus que de celle de Berck ou d'Hendaye. Cette analogie de résultats s'explique d'ailleurs très bien par quelques considérations de pathologie générale.

Le système lymphatique et les systèmes osseux de l'enfant sont des points particulièrement sensibles de son organisme. Il est donc naturel que, lorsqu'il est infecté de tuberculose, lorsqu'il est placé dans de mauvaises conditions d'aération et de nutrition, lorsqu'il est, héréditairement, prédisposé à la déchéance, ce soit certain point du tissu osseux ou du tissu lymphatique, qui serve de localisation à l'infection.

Il est naturel aussi que les mêmes enfants, placés dans de meilleures conditions, bien soignés, exposés à l'air, aux radiations solaires, à l'action de la mer (qui, de tout temps, a été reconnue comme particulièrement puissante en ce cas), se modifient avec la facilité que possèdent les jeunes organismes, et que des états, qui évoluaient vers la cachexie, rétrocèdent spontanément et évoluent vers la guérison, rendant même souvent inutile l'intervention chirurgicale locale.

De même que la cure marine a fait moins interventionnistes les chirurgiens parisiens, l'Héliothérapie a fait moins interventionnistes les chirurgiens lyonnais. Et la querelle, aujourd'hui, n'existe pas entre les partisans de l'Héliothérapie ou de la Thalassothérapie, puisque tous s'unissent pour reconnaître les bons effets de l'une et de l'autre, mais bien entre les interventionnistes et les non-interventionnistes.

Pour les premiers, la chirurgie est l'instrument principal de la cure et la Thalasso-Héliothérapie en est l'adjuvant. Pour les seconds, l'air, le soleil, la mer, sont des moyens d'action suffisants et la chirurgie est inutile ou accessoire.

Mais ici se place la question de l'Héliothérapie locale. Sur les lésions superficielles, l'action directe du soleil exerce un effet cicatrisant remarquable (1). De là, pour GRINDA (2), l'indication de transformer, par l'intervention chirurgicale, les lésions profondes en lésions superficielles, en les mettant à jour. Et voilà comment, pour ce chirurgien, l'Héliothérapie rend interventionniste dans des cas où on ne l'était pas !

Là se place aussi une question de temps, qui a son importance. Si l'enfant, traité par la Thalassothérapie, guérit en une durée x, il guérit, de la même manière, mais avec une durée moindre, en joignant l'Héliothérapie à la Thalassothérapie ; et il guérit, dans une durée moindre encore, si la chirurgie lui apporte son concours par l'évacuation d'abcès, l'élimination de tissus mortifiés et la cicatrisation plus facile qui en résulte. Ce n'est donc, en définitive, que dans les cas où la chirurgie devait, pour guérir, rechercher des procédés coûteux (ablation, résection, ankylose), qu'elle doit être désormais proscrite. Mais, lorsqu'elle se borne à une action adjuvante, elle doit demeurer, parce qu'elle amène une économie de temps, et que cette économie, lorsqu'il s'agit d'Assistance publique, se traduit par la possibilité de soigner un plus grand nombre de malades.

Pour les mêmes raisons, les appareils à l'aide desquels

(1) Sans entrer dans les détails de cette action cicatrisante, qui est l'effet le plus anciennement, le plus généralement connu de l'Héliothérapie, et le moins discuté, nous citerons, cependant, le nettoyage et le bourgeonnement des plaies, la fermeture des fistules, l'élimination des séquestres, des ganglions nécrosés, la résolution des exsudats, des fongosités, la résorption des abcès, etc. On trouvera l'étude de ces remarquables effets dans les travaux antérieurs des chirurgiens que nous avons cités dans le chapitre Ier et dans les rapports d'ANDRIEU, CLAISSE et PASCAL au présent Congrès (Cannes, 1914).

(2) GRINDA (Nice). — Extériorisation opératoire des lésions et Héliothérapie des tuberculoses chirurgicales. Communication au présent Congrès et *Presse médicale*, 10 juin 1914, n° 46, p. 438.

on obtenait, jadis, l'immobilisation des os malades, sont mis en discussion. Il semble qu'on doive admettre qu'il ne faut ni les rejeter entièrement, ni en user de manière à gêner ou rendre impossible la cure hélio-marine. C'est pourquoi on s'ingéniera à les transformer, de telle sorte qu'ils aident à la cure, en diminuant le temps et en facilitant les résultats.

En résumé, l'exposition à l'air marin, les bains de mer chauds ou froids, les compresses d'eau saline, l'insolation générale et locale, sont désormais les éléments indispensables d'une cure qui ne doit point être dissociée. Et l'intervention chirurgicale, les appareils amovo-inamovibles, restent des adjuvants momentanés et nécessaires.

La cure d'altitude, privée de l'action marine, est donc, en cette matière, frappée d'infériorité. Elle ne subsiste donc qu'au second rang.

***

Dans le domaine des tuberculoses intestinales, péritonéales et génito-urinaires, qui n'étaient pas soumises, auparavant, à l'action de l'air et du climat marin, l'Héliothérapie moderne a été une révélation, parce qu'elle a démontré la curabilité de ces affections par des moyens physiques, dont on ne connaissait pas encore la puissance (1).

C'est par la voie abdominale que doit se faire l'exposition au soleil, pour les lésions des organes splanchniques et du petit bassin. Les résultats sont remarquables, notamment dans la péritonite tuberculeuse; mais, là encore, l'intervention chirurgicale ne doit pas être toujours rejetée (STEFANI) et il est des cas où elle aura les mêmes avantages que nous lui avons reconnus dans la précédente catégorie.

Ce n'est pas seulement dans les lésions tuberculeuses des organes génitaux de la femme que l'Héliothérapie est indiquée, c'est aussi dans les lésions banales, les troubles

(1) V. au présent Congrès (Cannes 1914) les rapports de A. DELILLE et REVILLET, ainsi que les travaux antérieurs que nous avons cités dans le chapitre Ier.

fonctionnels, les arrêts de développement. Dans ces cas, comme dans les précédents, elle diminuera les indications d'intervention chirurgicale et donnera des résultats plus certains que les autres méthodes de traitement médical.

Enfin, pour beaucoup de lésions cutanées (1) (ulcères, plaies torpides, brûlures, lupus), l'Héliothérapie est le traitement de choix, ainsi que cela résulte d'une expérience déjà fort ancienne, puisque c'est précisément dans ces cas que l'on employait l'Héliothérapie locale dans l'antiquité et que l'on a recommencé à l'employer, en France, au XVIIIe siècle.

Quelques auteurs ont aussi apporté des résultats encourageants, dans le traitement de la tuberculose laryngée, par les radiations solaires, dirigées, au moyen d'appareils spéciaux, sur les ulcérations (2).

§ III. — Héliothérapie médicale.

L'action de l'Héliothérapie, au point de vue purement médical, est moins visible et, par conséquent, plus discutable. Elle comprend deux catégories de faits :

1° Une action générale, mise en évidence par les travaux des biologistes et des médecins (3) : l'élévation du nombre des hématies et de leur richesse en hémoglobine, l'augmentation des [illegible]harges respiratoires, de la sudation, la régularisation de la diurèse, les modifications de la tension artérielle, [illegible] la température, des sécrétions,

(1) V. Rapport de VIDAL au présent Congrès (Cannes, 1914) et les travaux antérieurs cités au chapitre Ier.

(2) COLLET. — Héliothérapie dans les lésions tuberculeuses du larynx (Soc. des Sciences méd. de Lyon, *Lyon médical*, 1906, n° 1).

ARTAULT. — Les applications [illegible]ratives de la lumière solaire (Académie de Médecine, janvier-février 1909, Paris).

GONTIER DE LAROCHE (Var). — Héliothérapie de la tuberculose laryngée (Soc. de médecine du Var, juin 191[illegible]).

ALEXANDRE (Hauteville). — Héliothérapie laryngée (*Archiv. internat. de Laryngologie, Otologie et Rhinologie*, [illegible]rs-avril 1912, Paris, et *Archives générales de Médecine*, avril 1913, Paris).

SARI (Nice). — Quelques essais d'application d'Héliothérapie locale au traitement de la tuberculose laryngée (*Revue hebd. de Laryngologie, Otologie et Rhinologie*, 10 janvier 1914, Paris).

(3) Nous avons cité ces travaux dans le chapitre Ier. Voir aussi les Rapports au présent Congrès (Cannes 1914) de A. ROBIN et BITH et D'ŒLSNITZ, qui traitent spécialement de cette question.

l'élévation du poids, de la force, l'euphorie, etc. Localement, cette modification générale de l'organisme se traduit par une sédation rapide de la douleur, par la disparition des contractures qui en sont la conséquence, par la pigmentation, réaction de défense qui se montre surtout dans les organismes vigoureux et, comme telle, est souvent l'indice d'un bon pronostic. De là, l'indication incontestée de l'Héliothérapie dans les états anémiques, la scrofule la chlorose, le lymphatisme, un grand nombre d'états neurasthéniques, les convalescences, le surmenage, bref toutes les fois que l'organisme est en déficit (1).

2° Une action locale, due à la pénétration des rayons chimiques à travers l'organisme (MALGAT). De ce qu'on ne peut suivre cette action locale aussi clairement dans la profondeur des tissus qu'à leur surface, il ne s'ensuit pas qu'elle n'existe pas. On l'a signalée dans diverses formes torpides de tuberculose pulmonaire, pleurales et rénales. Nul doute que le chapitre de ses indications, qui appelle de nouvelles recherches, ne s'étende peu à peu (2).

Pour la clarté de ces recherches, il y a lieu de cesser désormais de mélanger, ainsi qu'on l'a fait parfois systématiquement, les effets de l'Héliothérapie à ceux de la Thalasso et de la Climatothérapie, qui sont trois choses différentes : promener un malade, nu, à l'air, c'est lui donner un bain d'air (qu'il y ait ou non du soleil); l'exposer, immobile, totalement ou partiellement, à une température convenable, dans une chambre, un abri, ou dehors, à l'action d'un rayon de soleil, c'est faire de l'Héliothérapie, et celle-ci varie suivant que la peau du malade est pigmentée ou non, que l'on interpose des écrans, des vêtements, des glaces, etc. ; plonger un malade dans l'eau de mer, chaude ou froide, l'exposer, d'une manière continue, à l'air marin, sur la mer ou sur la plage, vêtu ou non, c'est faire de la Thalassothérapie, qu'il y ait ou non du soleil; — enfin, promener des sujets nus, sur un

(1) V. les Rapports de CASSE, MONTEUUIS, sur l'action générale de l'Héliothérapie (Congrès de Cannes, 1914).

(2) V. les Rapports de MALGAT et FESTAL à ce même Congrès (Cannes, 1914).

champ de neige, ne peut être donné comme un exemple typique d'Héliothérapie, car il s'agit surtout, en l'espèce, de bain d'air froid.

Sans doute, dans la pratique, sur le Littoral au moins, les malades sont souvent soumis, en même temps, à la Climato-Thalasso-Héliothérapie, et il est malaisé de faire, dans les résultats, la part qui revient à chacune d'elles. Mais il importe peu au malade qui guérit, de savoir s'il doit plus à l'un qu'à l'autre de ces trois moyens thérapeutiques! Aussi n'est-ce point dans la pratique courante que ces distinctions pourront être faites. Mais ces questions ont déjà inspiré assez de recherches, systématiques et bien conduites, pour qu'on puisse espérer que les expérimentateurs sauront (comme plusieurs l'ont déjà fait) adopter des manuels opératoires, qui permettront d'évaluer exactement ce qu'on peut demander à l'Héliothérapie, à la Thalassothérapie, ou à la Climatothérapie, séparément. Si les effets des trois méthodes sont semblables et peuvent s'ajouter, nul ne s'en plaindra. Mais il faut le démontrer pour toutes les affections, comme on l'a fait déjà pour les tuberculoses chirurgicales.

Ce n'est donc point contre l'application pratique et simultanée des trois méthodes qu'il faut s'élever, mais contre la tendance, *a priori*, à ne pas vouloir les distinguer et à ne pas concevoir leur action isolée. Il est de nombreuses régions où il sera impossible de les réunir toutes les trois, mais où l'on peut cependant bénéficier de l'une d'entre elles. Dans l'intérieur des terres, l'on ne peut faire de la Thalassothérapie. Sur les plages du Nord, l'on fait difficilement de l'Héliothérapie. Il est nécessaire que ceux qui ne pourront recourir qu'à l'un de ces moyens de traitement ne s'attendent pas aux résultats de tous et, pour cela, il faut apprendre à différencier leur action et à étudier isolément leurs résultats. La cause de l'Héliothérapie n'a qu'à y gagner, en évitant des échecs et des désillusions qui ne pourraient manquer de se produire, si on lui demande autre chose que ce qu'elle peut donner.

L'Héliothérapie est une pratique aussi ancienne que notre civilisation, mais elle est une science nouvelle, dont il convient de fixer actuellement la terminologie, les mesures et l'instrumentation. Pour cela, il est souhaitable que les médecins empruntent aux physiciens leur langage précis et leurs habitudes d'expérimentation exacte, afin de bien parler d'une médication physique, qui doit être considérée non comme une force mystérieuse et incompréhensible, mais comme un agent thérapeutique utilisable, au même titre que l'électricité, l'eau, la chaleur, etc. Notamment, les effets locaux du rayon solaire doivent être différenciés des effets généraux, et ni les uns ni les autres ne doivent être considérés comme négligeables.

Il faut aussi se garder de présenter l'Héliothérapie comme une panacée convenant à toutes les maladies et à tous les cas . en principe, toutes les affections justiciables de l'action de la lumière et de la chaleur ou des rayons chimiques, sont du domaine de l'Héliothérapie. Celle-ci comprend toutes les applications des rayons solaires au corps humain, que ce corps soit exposé nu ou couvert de vêtements, en plein air, sous un abri ou dans un appartement, avec ou sans interposition de matières colorantes ou isolantes, pourvu qu'il y ait un effet thérapeutique général ou local. Il faut encore se garder d'opposer l'Héliothérapie à d'autres méthodes thérapeutiques, lorsque celles-ci ont fait leurs preuves dans le traitement d'une affection déterminée. Les efforts thérapeutiques doivent être associés et non contrariés les uns par les autres.

Depuis quelques années, les progrès réalisés autorisent les plus grandes espérances. Lorsque les études actuellement en cours seront terminées, le médecin héliothérapeute maniera le rayon solaire comme un physicien manie les ondes hertziennes, comme un doucheur manie le jet de sa douche, comme un électricien manie ses courants (1).

(1) Nous n'avons pas pour objectif de reprendre les études d'Héliothérapie que nous avons citées, et auxquelles le lecteur devra se reporter pour tout ce qui concerne le traitement de chaque affection. Nous devions seulement classer ces études dans leur ordre chronologique, les grouper d'après leurs sujets, mettre en évidence les faits nouveaux et tirer de l'ensemble les conclusions que l'on en peut aujourd'hui dégager. C'est ce que nous avons essayé de faire.

CONCLUSIONS

I. L'Héliothérapie a été appliquée dans les Civilisations antiques, en divers lieux, notamment sur le Littoral méditerranéen. Elle y est actuellement pratiquée couramment, au moins depuis le siècle dernier. Elle y a été l'objet, depuis le commencement du siècle actuel, de travaux si nombreux et si importants, qu'ils constituent la principale source d'observations cliniques relatives à cette question, et que, sans eux, il serait impossible de faire une étude exacte et complète de l'Héliothérapie moderne. Ces travaux assurent aux observateurs du Littoral une incontestable priorité et démontrent l'expérience qu'ils ont déjà acquise dans l'étude de cette question.

II. L'Héliothérapie comprend toutes les applications des rayons solaires au corps humain — que ce corps soit exposé nu ou couvert de vêtements, en plein air, sous un abri ou dans un appartement, avec ou sans interposition de substances isolantes ou colorantes, — pourvu qu'il y ait un effet thérapeutique, général ou local.

III. Le rayon solaire comprend des radiations calorifiques, lumineuses et chimiques. L'action de ces radiations ne se manifeste pas seulement sur la peau du sujet insolé, mais encore dans la profondeur de l'organisme, qu'une partie de ces radiations pénètre et traverse. L'Héliothérapie est le produit des effets de ces trois ordres de radiations : chaleur, lumière, radiation chimique — en surface et en profondeur. Par suite, l'Héliothérapie est applicable à toutes les affections, superficielles ou profondes, locales ou générales, dans lesquelles l'action de la lumière, de la chaleur ou des radiations chimiques est indiquée.

IV. L'étude des radiations solaires, au point de vue de leurs applications à la médecine, constitue l'*Héliologie médicale* (SARDOU). Cette étude est actuellement poursuivie méthodiquement, sur le Littoral, et les mensurations, pratiquées concurremment par la Station météorologique de Nice et les Observatoires du Mont Blanc (VALLOT), forment les *Règles physiques de l'Héliothérapie* (1). Comme toutes les applications thérapeutiques, l'Héliothérapie a commencé par être empirique. Avec le concours de l'Héliologie, elle est entrée dans une phase scientifique.

La connaissance de l'Héliologie médicale, jointe à celle des observations cliniques et au contrôle de l'expérimentation, permettra d'établir les *Lois de l'Héliothérapie*. Voici les premières de ces lois, telles qu'on peut, aujourd'hui déjà, les formuler :

A. — La quantité des radiations chimiques et des radiations calorifiques est proportionnelle dans un rayon solaire. La déperdition que ce rayon éprouve, en traversant une atmosphère de 0 à 2.000 mètres, est pratiquement nulle. Par suite, la question de l'altitude est sans importance dans l'Héliothérapie proprement dite. Par contre, la déperdition que le rayon solaire éprouve, en traversant les brumes et les nuages, est considérable. La condition fondamentale de l'Héliothérapie est donc un climat sec et des journées ensoleillées.

B. — Lorsqu'un sujet est exposé, nu, aux radiations solaires, il prend, en même temps qu'un bain de soleil, un bain d'air. Ce bain d'air a des effets qui doivent être séparés de ceux du bain de soleil et non confondus avec eux. Notamment, si le bain d'air est froid, il peut donner des effets diamétralement opposés à ceux du bain solaire concurremment appliqué.

C. — La quantité de chaleur solaire dont peut disposer le sujet augmente dans une proportion double de l'élévation de la température de l'air ambiant, c'est-à-dire que si la quantité de chaleur solaire est de 20° dans un air de 10°, elle sera de 30° dans un air de 15°, etc. (2).

(1) *Presse médicale*, avril 1914.

(2) Cette proportion, qui résulte des recherches actuelles de J. VALLOT, n'est exacte que pour les températures ordinaires (10° à 30°). Elle n'a pas été vérifiée pour les températures extrêmes. Mais si la proportion varie, le principe n'en subsiste pas moins pour toutes les températures.

D. — L'action des radiations chimiques solaires augmente parallèlement à la quantité des rayons calorifiques, mais beaucoup plus rapidement, c'est-à-dire que si l'effet des radiations chimiques se mesure par N, pour une quantité de rayons calorifiques correspondant à une température de 10°, elle sera de 2 N pour une quantité de rayons calorifiques correspondant à une température de 12°, etc.

Les recherches héliologiques et les observations héliothérapiques en cours permettront ainsi de découvrir et de formuler la série des lois qui régiront la pratique de l'Héliothérapie scientifique.

V. Si l'Héliothérapie a été pratiquée de tout temps, empiriquement, sur le Littoral ; — si le plus grand nombre des récents travaux consacrés à l'étude de cette question a été fait en ce lieu, — c'est parce que le climat chaud, sec, ensoleillé, de cette région, réunit les conditions que l'observation clinique et l'expérimentation physique et physiologique indiquent aujourd'hui comme étant les plus favorables.

BIBLIOGRAPHIE (1)

AIMES (Montpellier). — **L'Héliothérapie.** (*Thèse*, Maloine, Paris, 1913.) — **L'Héliothérapie dans les affections non tuberculeuses.** (*Presse médicale*, 19 mars 1913.) — **L'Héliothérapie en gynécologie.** (*La Gynécologie*, mars 1913.) — **L'Héliothérapie après les interventions.** (*Le Progrès médical*, 31 mai 1913.) — **Qu'entendait-on par Solarium ?** (*Chronique médicale*, 1er juin 1913.) — **Héliothérapie et Chirurgie osseuse.** (*Progrès médical*, 12 juillet 1913.) — **Héliothérapie et Traitement des brûlures** (*Gazette des Hôpitaux*, 1913.)

ALEXANDRE (Hauteville). — **Héliothérapie laryngée.** (*Archives internationales de Laryngologie, Otologie, Rhinologie*, mars-avril 1912, Paris, et *Archives générales de Médecine*, avril 1913, Paris.)

ANDRIEU (Berck). — **L'Héliothérapie dans les tuberculoses chirurgicales.** (Rapport au Congrès de Thalassothérapie et d'Héliothérapie marines. Cannes, 1914.)

ARMAND. — **Héliothérapie à l'altitude dans le traitement des tuberculoses dites chirurgicales.** (*Thèse de Lyon*, Paris, 1911.)

ARTAULT DE VEVEY. — **Les applications curatives de la lumière solaire.** (Académie de Médecine, janvier-février 1909, Paris.)

AZAÏS (Montpellier). — **La lumière, son application dans le traitement de la tuberculose.** (*Thèse de Montpellier*, 1910.)

BALESTRE (Nice). — **Marche des tumeurs blanches sous l'influence du séjour à Nice.** (Société de Médecine de Lille, 1879.)

BARADAT (Cannes). — **L'Héliothérapie en France : La Côte d'Azur et le Mont Blanc.** (Brochure à l'Imprimerie Daix, à Clermont-de-l'Oise, 1914.)

---

(1) Nous avons réuni, dans cette Bibliographie, l'indication des ouvrages cités au cours de notre étude et nous les avons classés par noms d'auteurs, en suivant l'ordre alphabétique. Cette liste comprend donc, presque exclusivement, des travaux issus du Littoral ou s'y rattachant. Elle est, par conséquent, incomplète, puisqu'elle se limite, plus ou moins étroitement, au sujet restreint que nous avions à traiter : « L'Héliothérapie sur le Littoral méditerranéen français. » Elle n'en comprend par moins la plus grande partie des travaux consacrés à l'étude de l'Héliothérapie, puisque ces travaux proviennent surtout du Littoral méditerranéen français.

BARBARY (Nice). — **Le climat méditerranéen dans la cure libre de la tuberculose.** (Congrès de Climatologie de Nice, 1904.)

BARETY (Nice). — **L'œuvre de la Société de Médecine et de climatologie de Nice.** (1er Congrès de Climatologie. Nice, 1904.) — **Le climat de la Côte d'Azur dans le traitement de la tuberculose** (Même Congrès.)

BARETY et THAON (Nice). — **Recherches sur l'influence du soleil et sur la richesse du sang.** (Société de Médecine et de Climatologie de Nice, 19 avril 1878.) — **Le Climat de Nice**, 1882.

BELLEMANIÈRE (Paris). — **Etude de l'action de la photothérapie sur l'adénite et l'arthrite tuberculeuse.** (*Thèse*, Paris, 1903.)

BERTHELOT, Daniel (Paris). — Rapport au Congrès de Thalasso-Héliothérapie. (Cannes, 1914.)

BERNE (Biarritz). — **L'Héliothérapie sur a Côte basque.** (4e Congrès de Climatothérapie. Biarritz, 1908.)

BENNETT (Menton). — **La Méditerranée**, 1880.

BERTRAND. — **Essai touchant l'influence de la lumière sur les êtres organisés, sur l'atmosphère et sur différents composés chimiques.** (*Thèse Paris*, an VIII, 1799.)

BIDON. — **Du traitement actuel de la tumeur blanche du genou chez l'adolescent et chez l'adulte.** (*Thèse Lyon*, juillet 1912, n° 146.)

BOTH (Paris). — Voir A. ROBIN.

BONNEFOY (Cannes). — **Les troubles vasomoteurs et les trophonévroses sur le Littoral méditerranéen.** (3e Congrès de Climatologie. Cannes, 1907.)

BORRIGLIONE (Nice). — **Traitement des tuberculoses chirurgicales par l'Héliothérapie sur le Littoral méditerranéen.** (*Thèse Paris*, Ballière, éditeur, 1906.)

BOUCHARD. — A propos du **Mémoire de Revillet**, présenté par DEBOVE à l'Académie de Médecine, 1910.

BOURCARD (Cannes). — **Traitement de la tuberculose pulmonaire sur le Littoral.** (Congrès international de Médecine, Moscou, 1897.) — **Tuberculoses curables.** (Congrès de Climatologie. Nice, 1904.)

BOURGEOIS (Grasse). — **Note sur la valeur climatothérapique de Grasse.** (Congrès de Climatologie. Nice, 1904.)

CAILLAUD (Monaco). — **Action du climat de Monaco sur la tuberculose chirurgicale.** (3e Congrès climatologique. Cannes, 1907.)

CALVÉ (Berck). — **De l'importance des hôpitaux marins dans le traitement des tuberculoses chirurgicales.** (Rapport au Congrès de la Tuberculose. Rome, 1912.)

CASANOUVEZOULE. — **Sur le traitement des plaies atones et ulcéreuses par l'insolation.** (*Thèse de Paris*, 1905.)

CASTAIGNE (Paris). — **La cure solaire.** (*Journal médical français*, n° 11, 15 novembre 1913. Paris, Poinat, éditeur.)

CAUVIN. — **Des bienfaits de l'insolation.** (*Thèse de Paris*, 1815, n° 285.)

CHATIN et GAULIER. — **Traitement héliothérapique de la péritonite tuberculeuse.** (*Lyon médical*, n° 49, 3 décembre 1911. Société médicale des hôpitaux de Lyon, 21 novembre 1911.) — **Essai de traitement héliothérapique de la tuberculose pulmonaire.** (*Pédiatrie pratique*, 15 juin 1912 et 25 janvier 1912. Société médicale des hôpitaux de Lyon, 30 janvier 1912.)

CASSE (Bruxelles). — Rapport au Congrès de Thalasso-Héliothérapie marine. Cannes, 1914.)

CERF, Léon (Paris). — **L'Héliothérapie.** (*La Revue*, 1er décembre 1913, p. 390. — 45, rue Jacob, Paris.)

CHIAIS (Menton). — **Climatologie générale de la Riviera** (1er Congrès de Climatologie. Nice, 1904.) — Rapport sur le **Traitement solaire** (3e Congrès de Climatologie. Cannes, 1907.) — **Des cures solaires directes.** (Rapport au même Congrès.)

CLAISSE (Biarritz). — **L'Héliothérapie dans les affections chirurgicales non tuberculeuses.** (Rapport au Congrès de Thalassothérapie et d'Héliothérapie marine. Cannes, 1914.)

COLLET (Lyon). — **Héliothérapie dans la lésion tuberculeuse du larynx.** (Société des Sciences médicales de Lyon, 27 décembre 1915, et *Lyon médical*, 1906, n° 1.)

DAREMBERG (Cannes). — **Traitement de la tuberculose pulmonaire.** (2 vol. J. Rueff, édit., Paris 1892. Collection Charcot-Debove.)

DEBOVE. — Présentation du **Mémoire de Revillet** à l'Académie de Médecine, 1910.

DEMENY. — **L'Ecole française (Evolution de l'éducation physique).** (Librairie Gournier, 264, boulevard Saint-Germain, Paris, 1909, un volume.)

DELILLE, Armand (Paris). — Rapport au Congrès de Thalasso-Héliothérapie marine. (Cannes, 1914.)

DOCHE (Arcachon). — **De l'Héliothérapie en climat marin.** (*Pédiatrie pratique*, 8 décembre 1912.)

DUPAIGNE (Cannes). — Rapport au Congrès de Thalasso-Héliothérapie marine. (Cannes, 1914.)

EIFFEL. — **Etude comparée des Stations météorologiques de Beaulieu-sur-Mer (A.-M.). Sèvres (S.-et-O.) et Vacquey (Gi-**

ronde), pour les années 1902 et 1903. (Congrès de Climatologie, Nice, 1904.)

D'Espine (Genève). — Rapports annuels sur l'Œuvre des Bains de Mer. (Asile Dollfus, Cannes.)

Estor (Montpellier). — Conférence faite à l'Association polytechnique de Perpignan, 12 janvier 1913. (*Montpellier médical*, 9 mars 1913.)

Faure. — Mémoire à l'Académie royale de Chirurgie, 1774, (Didot, édit., Paris.)

Faure, Maurice (Nice). — C. R. du Congrès international d'Education physique (Paris, avril 1913), *Gazette des Hôpitaux*, nos 32, 36, 38, année 1913. — Les Règles physiques de l'Héliothérapie (en collaboration avec J. Vallot), *Presse médicale*, n° 28, 8 avril 1914. — La question des températures au soleil et l'Héliothermomètre de Vallot. (Société de Médecine et de Climatologie de Nice, avril 1914.) Une brochure chez Maloine, rue de l'École-de-Médecine, Paris, et à l'imprimerie de l' *Eclaireur*, Nice. — C. R. du Congrès de Thalassothérapie et d'Héliothérapie marine, Cannes, 1914. (*Gazette des Hôpitaux*, 5, 7, 16 mai 1914, Paris.)

Ferraudi (Ajaccio). — Ajaccio, sa valeur thérapeutique. (Ier Congrès de Climatologie. Nice, 1904.)

Festal (Arcachon). — La cure solaire à Arcachon. (*Journal médical français*, 15 novembre 1913.) — Rapport au Congrès de Thalasso-Héliothérapie marine, Cannes, 1914.

Gilli (Nice). — La cure solaire pratique en physiothérapie. (Ier Congrès de Climatologie. Nice, 1904.)

Gontier de Laroche. — Héliothérapie de la tuberculose laryngée. (Société de Médecine du Var, juin 1910.)

Grinda (Nice). — Bulletin et Mémoire de la Société des Médecins de Nice, 1903. — Congrès de Thalasso-Héliothérapie marine, Cannes. 1914. — Extériorisation opératoire des lésions et Héliothérapie des tuberculoses chirurgicales. (*Presse médicale*, 10 juin 1914, n° 46, p. 438.)

Guimbail (Monaco). — La thérapeutique par les agents physiques. (Baillère, édit., Paris, 1900.)

Guiol. — La lutte contre la tuberculose et les sanatoria d'Hyères. (*Thèse Montpellier*, 1902.)

Guiter (Cannes). — Influence du climat méditerranéen sur la tuberculose et les tuberculeux. (1er Congrès de Climatologie, Nice, 1904.) — Discours d'ouverture du Congrès de Thalassothérapie et d'Héliothérapie marine, Cannes, avril 1914. (*Gazette des Eaux*, C. R., 30 mai 1914, p. 646.)

HAUSER (Madrid). — **Le climat du Littoral méditerranéen espagnol.** (1er Congrès de Climatologie. Nice, 1904.)

HAUTERIVE. — **De l'influence de la lumière sur les êtres organisés en général et l'homme en particulier.** (*Thèse Paris*, 1828, n° 230.)

JAUBERT (Hyères). — **De l'influence de la cure climatique sur les poussées pulmonaires menstruelles des tuberculeuses.** (3e Congrès de Climatologie, Cannes, 1907.) — **De l'Héliothérapie dans le traitement des plaies atones et en particulier de l'ulcère variqueux.** (*Lyon médical*, 10 juillet 1910.) — **La cure hélio-marine des adénites cervicales.** (*Revue des agents physiques*, septembre 1911.) — **La pratique de l'Héliothérapie dans les arthrites tuberculeuses.** (*Paris médical*, 29 mars 1913.) — **Conditions favorisant la pratique de l'Héliothérapie** (*Lyon médical*, 23 mars 1913.)

JAUBERT et RIVIER. — **La cure hélio-marine.** (*Presse médicale*, 22 juin 1912.) — **De la nécessité de l'immobilisation dans le traitement héliothérapique des tuberculoses ostéo-articulaires.** (*Concours médical*, n° 16, 17 novembre 1912.) — **La pratique de l'Héliothérapie dans les arthrites tuberculeuses.** (*Paris médical*, 29 mars 1913.)

LACHAISE. — **Considérations sur la lumière et sur son influence favorable dans le traitement des maladies dites « asthéniques ».** (*Thèse Paris*, 1820, n° 90.)

LALESQUE (Arcachon). — **La cure marine de la tuberculose pulmonaire.** (Congrès international de la Tuberculose. Paris, octobre 1905, p. 736.)

LANDOUZY. — A propos du **Mémoire de Revillet à l'Académie de** Médecine. 1910.

LA PEIRES et LECOMTE. — **Mémoire à la** Société royale de Médecine, 1776.

LINN (Nice). — **Les climats de Florence, Rome et Naples. — L'Egypte comparée à la Riviera.** (Congrès de Climatologie. Nice, 1904.)

LUCAS (Monte-Carlo). — **Effets hygiéniques et thérapeutiques du climat de la Principauté de Monaco.** (1er Congrès de Climatologie. Nice, 1904.)

MAC-AULIFFE. — **La thérapeutique physique d'autrefois.** (Masson, édit., Paris, 1904.)

MALGAT (Nice). — **La cure solaire de la tuberculose pulmonaire.** (1 broch., Imprimerie du *Petit Niçois*, Nice, 1903; *Bull.* de la Société de Médecine et de Climatologie de Nice, 1904. N° 3; Mémoire à l'Académie de Médecine, oct. 1904; Ier Congrès de Climat., Nice, 1904; Congrès int. de la Tuberculose, Paris, oct.

1905; *Annales* de la Soc. de Méd. phys. d'Anvers, 7, rue des Escrimeurs, 1905; 1 broch., Mâcon, Imprimerie Générale, 1907.) — Action des deux extrémités du spectre solaire dans la tuberculose pulmonaire chronique. (3e Congrès de Climatologie, Cannes, 1907.) — Bains de soleil. (*Tuberculosis*, n° 2, février 1910.) — La cure solaire à Nice. Les cures d'air, d'eau et de régime chez les enfants, Paris, 1910. — La cure solaire de la tuberculose pulmonaire chronique. (1 vol., Baillère, édit., Paris, 1911.) — La surpigmentation cutanée due à la cure solaire dans la tuberculose. (7e Congrès int. de la Tuberculose, Rome, avril 1912.) — Rapport et Communication au Congrès de Thalasso-Héliothérapie marine de Cannes, 1914.

MALIBRAN (Menton). — La cure de la tuberculose pulmonaire. (1er Congrès de Climatologie. Nice, 1904.)

MANQUAT (Nice). — Les climats thérapeutiques français. (*Bull. méd.*, 14 déc. 1901.) — L'adaptation en Climatothérapie. (1er Congrès de Climatologie. Nice, 1904, p. 101.)

MÉNARD (Berck). — Introduction à l'étude des ostéo-arthrites tuberculeuses chirurgicales. (*Gazette des Hôpitaux*, 28 et 30 janvier 1913.)

MILLOZ. — De l'Héliothérapie locale comme traitement des tuberculoses articulaires. (*Thèse de Lyon*, 1899.)

MONTEUUIS (Nice). — Les bains d'air, de lumière et de soleil dans le traitement des maladies chroniques. (1 broch., Baillère, Paris, 1904 et 1911.) — Le bain de soleil. Son application dans la pratique journalière. (*Journ. de Physioth.*, 1912, p. 599-607.) — L'usage chez soi des bains d'air, de lumière et de soleil. Leur valeur pratique dans les maladies chroniques et l'hygiène journalière. (Maloine, édit., Paris, et 3e Congrès de Climatologie, Cannes, 1907.) — Les bains d'air, de lumière et de soleil dans le traitement des maladies aiguës. (*Revue générale de Clinique et de Thérapeutique*, Paris, 1911, et Rapport au Congrès de Thalasso-Héliothérapie, Cannes, 1904.)

MORIEZ (Nice). — Influence du climat de la Côte d'Azur sur la goutte et les goutteux. (3e Congrès de Climatologie, Cannes, 1907.)

MULLER (Grasse). — Le climat de Thorenc et ses adaptations thérapeutiques. (1er Congrès de Climatologie, Nice, 1914.)

NAVIÈRE. — Réactions cliniques et modifications hématiques provoquées par l'Héliothérapie dans les affections tuberculeuses de l'enfance. (*Thèse de Montpellier*, 1913.)

NOGIER. — La lumière et la vie. (*Thèse de Lyon*, 1903-1904, n° 177; 1 vol., Baillère, Paris.) — Les bases scientifiques de la thérapeutique par la lumière. (*Avenir médical*, 15 nov. 1913.)

Nové-Josserand et Rendu. — **Nouveaux appareils plâtrés bivalves amovo-inamovibles pour permettre l'Héliothérapie des ostéo-arthrites tuberculeuses en période d'immobilisation.** (*Lyon chirurgical*, 1er juin 1912.)

D'Œlsnitz (Nice). — **Le traitement de la péritonite tuberculeuse chez l'enfant par l'Héliothérapie.** (Soc. de Pédiatrie, Paris, 12 nov. 1912; *Presse médicale*, 23 nov. 1912.) — **Les éléments d'appréciation de la cure solaire dans les affections tuberculeuses de l'enfance** (Soc. de Pédiatrie, mai 1913.) — **Réactions provoquées par l'Héliothérapie.** (Assoc. française de Pédiatrie, 1913.) — **Posologie de la cure solaire dans les affections tuberculeuses de l'enfance.** (Soc. de Pédiatrie, 20 mai 1913.) — **L'Héliothérapie. Son mode d'action, ses indications, ses résultats. — Réactions thermiques, respiratoires, circulatoires et hématiques provoquées par l'Héliothérapie. — L'Héliothérapie dans les affections tuberculeuses de l'enfance. Indications et posologie** (avec J. Castaigne). (*Journal médical français*, 15 nov. 1913, Paris.) — Rapport au Congrès de Thalasso-Héliothérapie marine, Cannes, 1914.

Onimus (Monaco). — **Action de la lumière sur les microbes.** (*Thèse Paris*, avril 1889.) — **L'hiver dans les Alpes Maritimes.** Monaco, 1891. — **Climatologie et hygiène.** (1 vol., Paris, 1894.)

Orticoni. — **De l'Héliothérapie. Application médico-chirurgicale,** (*Thèse Lyon*, 1901-1902.)

Pascal (Cannes). — Rapport au Congrès de Thalasso-Héliothérapie marine, Cannes, 1914.

Peguribr (Nice). — **Traitement solaire de la tuberculose pulmonaire.** (*Revue internat. de la Tuberculose*, sept. 1903.)

Pradal. — **L'adénopathie trachéo-bronchique de l'enfant.** (*Thèse Montpellier*, 1903.)

De la Prade (Nice). — **Des indications climatériques dans les formes de la tuberculose pulmonaire.** (Ier Congrès de Climatologie. Nice, 1904.)

Poncet et Leriche. — **L'Héliothérapie.** (Académie de Médecine, 15 oct. 1912; *Gazette des Hôpitaux*, 17 octobre 1912, p. 109.)

Raynaud. — **Des érythèmes produits par la lumière naturelle et artificielle.** (*Thèse de Lyon*, 1891.)

Reboul (Nîmes). — **Héliothérapie dans le traitement des tuberculoses externes avant ou après les opérations.** (Congrès internat. de la Tuberculose. Paris, oct. 1905.)

Renon (Paris). — **Influence du climat méditerranéen sur la tuberculose et les tuberculeux.** (Ier Congrès de Climatologie, Nice, 1904.) — **L'Héliothérapie de la tuberculose pulmonaire.**

(La Tuberculose dans la pratique médico-chirurgicale, p. 288-300, 10 juillet 1911.) — **Le traitement scientifique et pratique de la tuberculose pulmonaire.** (Masson, édit., Paris, 1911.)

REVILLET (Cannes). — **Traitement de la tuberculose pulmonaire par l'Héliothérapie.** (1 Obs. *in thèse de Milloz*, 1899.) — **Le traitement de l'adénopathie bronchique par le climat marin et les bains de mer.** (*Lyon médical*, janvier 1904.) — **Effets curatifs du climat méditerranéen et de l'Héliothérapie locale.** (Congrès de Médecine, 1904.) — **Eff[illegible]atifs du climat méditerranéen et de l'Héliothérapie loc[illegible]ns trois vastes résections osseuses.** (1er Congrès de Cli[illegible]ogie, Nice, 1904, p. 703.) — **La cure hélio-marine de l'adénopathie trachéo-bronchique.** (*Clinique infantile*, 1904.) — **Le traitement du lupus tuberculeux et des scrofulo-tuberculoses cutanées par l'Héliothérapie.** (Congrès internat. de la Tuberculose, Paris, oct. 1905.) — **Le traitement de la tuberculose infantile sur le Littoral méditerranéen par les cures marines et solaires.** (Comm. à l'Académie de Médecine, 1910; *Revue méd. de Cannes*, 1910.) — **Le traitement du myxœdème infantile par la cure hélio marine.** (XVe Congrès français de Médecine, Lyon, 1911.) — **Rapport au** Congrès de Thalasso-Héliothérapie marine de Cannes, 1914.)

RICHELMI. — **Le climat de Nice**, 1806.

RISSO. — **Histoire naturelle des principales productions de l'Europe méridionale**, 1826.

RIVIER. — **Cure hélio-marine méditerranéenne.** (*Thèse de Lyon*, nov. 1911.) — **La cure de soleil à travers les âges.** (*Presse médicale*, 15 nov. 1913.)

ROBAUDY. — **Nice et ses environs**, 1842.

Albert ROBIN (Paris). — A propos du Mémoire de **Revillet** à l'Académie de Médecine, 1910. — **Le climat marin dans le traitement de la tuberculose** (*Bull. général de Thérapeutique*, 1910.) — Rapport au Congrès de Thalasso-Héliothérapie de Cannes, 1914 (avec BITH).

ROLLIER (Leysin). — **Le traitement de la tuberculose chirurgicale à l'altitude.** (Congrès internat. de la Tuberculose, Paris, oct. 1905, p. 134.)

ROQUES (Cannes). — **Les maladies chroniques des voies aériennes supérieures sur le Littoral méditerranéen.** (3e Congrès de Climatologie, Cannes, 1907.)

ROUX (Paris). — **Action de la lumière sur les microbes.** (*Ann.* de l'Institut Pasteur, 1887, t. I, p. 445.)

ROUX (Cannes). — **L'Héliothérapie dans les tuberculoses locales.** (3e Congrès de Climatologie, Cannes, 1907.) — **Le climat de Cannes et ses propriétés thérapeutiques.** (Même Congrès.) —

L'Héliothérapie dans les tuberculoses locales et la méthode de Dreyer dans les adénites tuberculeuses expérimentales. (Même Congrès.)

ROZIES (Saint-Maxime, Var). — Des pansements kératogéniques actuels. (*Province médicale*, 10 janvier 1914.)

SARDOU (Nice). — La tuberculose pulmonaire sur le Littoral méditerranéen. (Ier Congrès de Climatologie, Nice, 1904.) — Les maladies arthritiques et le rhumatisme sur le Littoral méditerranéen (Même Congrès et *Bull. génér. de Thérapeutique*, 23 février 1912.) — Le climat méditerranéen français au point de vue clinique. (*Presse médicale*, 31 déc. 1905.) — Posologie du climat. (*Presse médicale*, 14 août 1907.) — Le climat et l'organisme. (*Revue de Médecine*, 10 janvier 1907; *La Clinique*, 7 février 1908; Soc de l'Internat, Paris, octobre 1908.) — Climats stimulants et climats modérateurs (*Journal des Praticiens*, 28 nov. 1908.) — Les différents climats marins. (*La Clinique*, 12 février 1909.) — Mer et montagne. Climatophysiologie comparée. (Rapport au Congrès de Physiothérapie, Paris, mars 1910, et *Bull. de Thérap.*, 8 avril 1907.) — Nervosité et climats stimulants. (*La Clinique*, 27 octobre 1911.) — L'Héliothérapie en France et sur le Littoral méditerranéen. (*Presse médicale*, n° 18, 2 mars 1912.) — Articles « Nice » de l'*Annuaire des Eaux minérales*, 1903 et 1913, et de l'*Annuaire du Syndicat médical* des Alpes-Maritimes, 1912.)

SARI (Nice). — A propos du traitement de la laryngite tuberculeuse par l'Héliothérapie. (*Méd. orient.*, Paris, 1910, n° 14, p. 227.) — Quelques essais d'application d'Héliothérapie locale au traitement de la tuberculose laryngée. (*Revue hebd. de Laryngologie, Otologie, Rhinologie*, 10 janvier 1914, Paris.)

SAUVAGE (Cannes). — Les maladies nerveuses sur le Littoral méditerranéen. (3e Congrès de Climatologie, Cannes, 1907.)

SEYTER (Cannes). — De l'état hygrométrique de l'air aux Stations de montagne dans les Alpes-Maritimes. (Congrès de Climatologie, Nice, 1904.)

SMOLETT (Nice). — Travels through France and Italy (Voyages à travers la France et l'Italie), 1764.

TEYSSÈRE (Nice). — 30 ans d'études météorologiques et climatologiques. 1878.

J. VALLOT (Nice et Chamonix). — Académie des Sciences, Séance du 22 juillet 1912, Paris. — Annales de l'Observatoire du Mont Blanc, t. III, 1898 (avec Mme VALLOT). — Les règles physiques de l'Héliothérapie (avec M. FAURE). (*Presse médicale*, n° 28, 8 avril 1914.) — Rapport au Congrès de Thalasso-Héliothérapie. Cannes, 1914.)

VERNET. — Traitement de la tuberculose pulmonaire par l'Héliothérapie. (1er Congrès de Climatologie, Nice, 1904.)

VIDAL. — Les climats d'Hyères et le Sanatorium Renée-Sabran. (Hyères, Imp. Souchon, 1888.) — Influence du climat méditerranéen sur la tuberculose et les tuberculeux. (1er Congrès de Climatologie, Nice, 1904.) — Traitement par l'Héliothérapie du lupus ulcéré et de quelques autres manifestations tuberculeuses. (Académie de Médecine, 3 oct. 1905 et Congrès Int. de la Tuberculose. Paris, oct. 1905, p. 711.) — Rapport au Congrès de Thalasso-Héliothérapie. Cannes, 1914

VIGNARD. — Synovectomie et évidements partiels dans une tumeur blanche du genou. Des résultats de l'Héliothérapie. (Soc. des Chirurg. de Lyon, 18 janv. 1912.)

VIGNARD et JOUFFROY. — Technique générale et spéciale de l'Héliothérapie. (*Avenir médical*, 8 nov. 1913.)

VIVANT (Monaco). — Communication au Congrès de Médecine de Moscou, 1897. Le traitement de la tuberculose pulmonaire sur le Littoral méditerranéen.

ZIMMERN (Paris). — Les bases physico-biologiques de l'Héliothérapie. Etat actuel de la question. (*Presse médicale*, 13 mai 1913.)

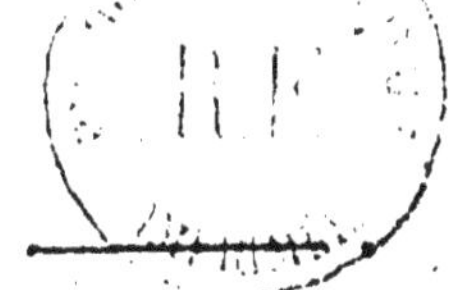

PARIS. — IMPRIMERIE LEVÉ, 17, RUE CASSETTE.

PARIS. — IMPRIMERIE LEVÉ, 17, RUE CASSETTE.

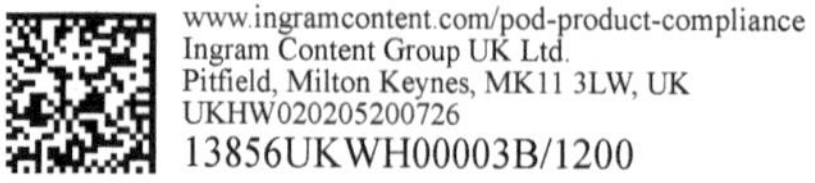
www.ingramcontent.com/pod-product-compliance
Ingram Content Group UK Ltd.
Pitfield, Milton Keynes, MK11 3LW, UK
UKHW020205200726
13856UKWH00003B/1200

9 782011 945228